**REDAÇÃO CIENTÍFICA
E DIDÁTICA**

Autor
ANDY PETROIANU

REDAÇÃO CIENTÍFICA E DIDÁTICA

São Paulo
2024

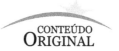

©TODOS OS DIREITOS RESERVADOS À EDITORA DOS EDITORES LTDA.
©2024 - São Paulo
Produção editorial: *Villa d'Artes*
Capa: *MKX Editorial*
Imagem de abertura de capítulo: *Freepik*

Dados Internacionais de Catalogação na Publicação (CIP)
(Câmara Brasileira do Livro, SP, Brasil)

Petroianu, Andy
  Redação científica e didática / Andy Petroianu. -- São Paulo : Editora dos Editores, 2024.

  Bibliografia.
  ISBN 978-85-85162-98-6

  1. Educação 2. Metodologia de pesquisa científica 3. Redação técnica 4. Pesquisa científica 5. Trabalhos científicos - Redação técnica I. Título.

23-180332   CDD-808.066

Índices para catálogo sistemático:

1. Redação técnica 808.066

Aline Graziele Benitez - Bibliotecária - CRB-1/3129

RESERVADOS TODOS OS DIREITOS DE CONTEÚDO DESTA PRODUÇÃO. NENHUMA PARTE DESTA OBRA PODERÁ SER REPRODUZIDA ATRAVÉS DE QUALQUER MÉTODO, NEM SER DISTRIBUÍDA E/OU ARMAZENADA EM SEU TODO OU EM PARTES POR MEIOS ELETRÔNICOS SEM PERMISSÃO EXPRESSA DA EDITORA DOS EDITORES LTDA, DE ACORDO COM A LEI Nº 9610, DE 19/02/1998.

Este livro foi criteriosamente selecionado e aprovado por um Editor científico da área em que se inclui. A *Editora dos Editores* assume o compromisso de delegar a decisão da publicação de seus livros a professores e formadores de opinião com notório saber em suas respectivas áreas de atuação profissional e acadêmica, sem a interferência de seus controladores e gestores, cujo objetivo é lhe entregar o melhor conteúdo para sua formação e atualização profissional.
Desejamos-lhe uma boa leitura!

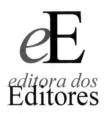

EDITORA DOS EDITORES
Rua Marquês de Itu, 408 — sala 104 — São Paulo/SP
CEP 01223-000
Rua Visconde de Pirajá, 547 — sala 1.121 — Rio de Janeiro/RJ
CEP 22410-900

+55 11 2538-3117
contato@editoradoseditores.com.br
www.editoradoseditores.com.br

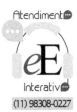

(11) 98308-0227

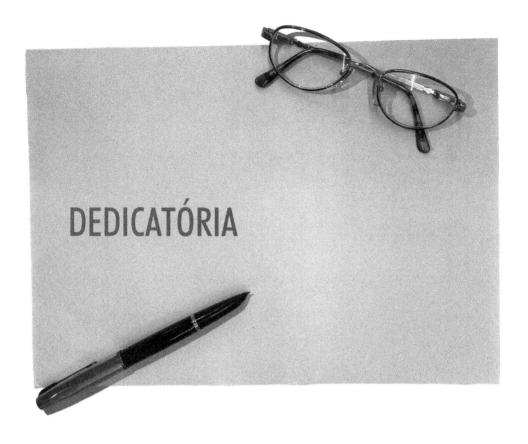

DEDICATÓRIA

A meu pai Jac (Jacques), por sua sabedoria, conduta ética e integridade moral.

A minha mãe Sonia (Nia), por todo o seu amor, bondade e altruísmo.

A minha filha Larissa (Lala), por sua dignidade, honradez e generosidade.

Meus alicerces de vida, a quem reverencio com este livro.

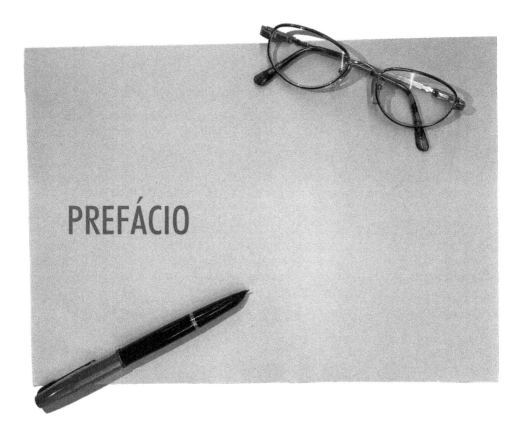

PREFÁCIO

Foi com muita honra e orgulho que recebi o convite para escrever o Prefácio de mais um livro do incansável Andy Petroianu, Professor Titular do Departamento de Cirurgia da Faculdade de Medicina da Universidade Federal de Minas Gerais.

Conheço o Prof. Petroianu há muitos anos e tive a honra de tê-lo como colaborador no Comitê da Medicina III (Cirurgia) da CAPES, onde exerceu importante trabalho.

O Prof. Petroianu tem forte dedicação à Universidade, na Assistência, no Ensino, na Pesquisa e na Pós-graduação. Orientou cerca de 80 alunos de pós-graduação *stricto sensu* (Mestrado e Doutorado) e foi editor de 25 livros de medicina, incluindo cirurgia e pesquisa. Assim, é um educador dedicado e de elevada qualificação. Possui grande experiência em pesquisa e pós-graduação, tendo sido membro de diversos comitês no CNPq, na CAPES e nas FAPs de vários estados múltiplas vezes. Ninguém melhor do que Andy Petroianu para nos brindar com um livro sobre redação científica e didática, no qual aborda em profundidade todas as etapas da escrita científica e didática.

O livro impressiona pelo detalhamento, pela clareza e pela completude.

Com sua didática, seu empenho e sua busca pela perfeição, Andy conseguiu levar a cabo uma obra única, que reúne assuntos fundamentais e, de acordo com meu conhecimento, sem similar na literatura nacional ou internacional, em um único livro.

A obra é dividida em partes essenciais, iniciando com "Aspectos Gerais da Redação Científica" na qual são descritas regras fundamentais, incluindo a honestidade científica.

Na sequência, são apresentadas, pormenorizadamente, as etapas de um "Projeto Científico" ou projeto de pesquisa, o que dificilmente encontramos em outra obra, e que é fundamental para o jovem pesquisador no início de sua vida científica. Aborda ainda aspectos de ética, comitê de ética e consentimento informado. Também inclui condutas relativas a animais de laboratório, bem como a aplicação dos recursos e da prestação de contas, o que, muitas vezes, é um problema para pesquisadores iniciantes e até para aqueles com experiência.

Em "Artigo Científico", discorre sobre todas as modalidades, de artigos de revisão a relatos de caso, caracterizando, em essência, as etapas de cada tipo de artigo e como abordá-las, o que facilitará enormemente a publicação. Esse tópico traz a experiência de Petroianu, que publicou nada menos que 550 artigos científicos em sua profícua e brilhante carreira acadêmica. Discute ainda um tema que considero sensível e fundamental, responsável por causar muitos conflitos, se não for bem conduzido, que é a autoria do trabalho e a ordem dos autores. Por fim, ele escreve sobre a escolha correta da revista.

O livro continua em sua integralidade, discorrendo sobre "Teses e Dissertações", tópico no qual, além das etapas de redação do trabalho de conclusão do curso, inclui um aspecto que, aparentemente, não foi descrito em outro livro, o comportamento na Cerimônia de Defesa das Dissertações e Teses.

No capítulo sobre "Redação Didática", expõe sobre linguagem, tipos de texto, autoria, entre outros aspectos da escrita didática.

Ao final, aborda com a maestria e a fluidez de quem tem quase cinquenta anos de experiência, como fazer "Apresentações em Eventos e Aulas" e, nesse tópico, aborda todos os meios auxiliares que há à disposição, como filmes, cartazes, *slides*, com sua padronização, uso de logos, inserção de vídeos e outros recursos, detalhando tamanho das letras, combinação de cores, etc.

O que encanta no livro é que seus tópicos podem ser lidos e relidos, separadamente, à medida de nossa necessidade e de acordo com o momento, sem a necessidade da leitura do livro como um todo.

Assim, prezados leitores, tenho certeza de que temos em mãos uma obra única, no Brasil e no mundo, leitura fundamental a todos que se dedicam ao ensino e à pesquisa, e a todos os alunos de graduação que queiram se iniciar na vida acadêmica. Este livro é obrigatório para todos os alunos de pós-graduação, independentemente da área de conhecimento. Tenho certeza de que esta obra fundamental deve constar nas bibliotecas de todos os serviços universitários e programas de pós-graduação. Temos o privilégio de usufruir da didática, dedicação e tenacidade do Prof. Petroianu, que nos brinda com este trabalho hercúleo.

Boa leitura!

Francisco J. B. Sampaio
Professor Titular, Unidade Urogenital, UERJ
Pesquisador 1A do CNPq
Cientista de Nosso Estado, FAPERJ
Coordenador de Cirurgia – CAPES (2005-2011)
Editor Emérito, IBJ Urology
Presidente, Academia Nacional de Medicina (2015-2017, 2022-2023)

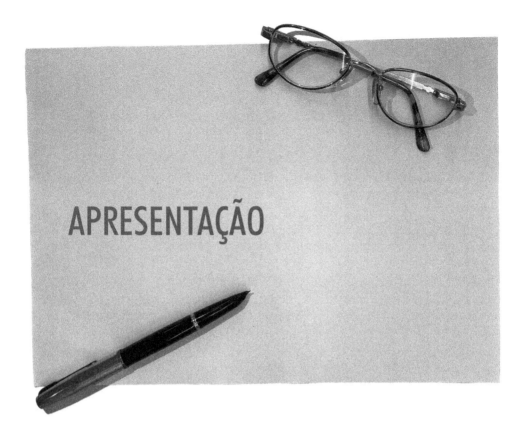

APRESENTAÇÃO

Há mais de 5.600 anos, viveu no Egito um homem chamado Imhotep, considerado o maior sábio da Antiguidade. Ele era a pessoa mais próxima do faraó Zoser e exercia uma função hoje equivalente a um primeiro-ministro, sumo-sacerdote ou vizir, portanto, era o político mais influente da III Dinastia. Além disso, ele foi o arquiteto da pirâmide em degraus de Sakkarah, a primeira pirâmide construída no mundo. Como médico, aperfeiçoou a mumificação, diagnosticou e criou tratamento, inclusive cirúrgico, para mais de 200 doenças, descreveu a posição de vários órgãos no corpo humano e dissociou a ciência da magia. Por seu valor, ele foi considerado patrono e, depois, "deus da Medicina", denominações essas que milênios mais tarde foram adotadas pelos gregos para os vários Hipócrates e para Esculápio. Imhotep também atuou na agricultura, na astronomia e no relacionamento humano. Não fosse por seus escritos em papiros, que registraram seus feitos e imortalizaram sua obra, pela qual é reverenciado até os dias de hoje, jamais saberíamos de sua existência.

Platão, que viveu em Atenas há cerca de 2.400 anos, é considerado o patrono dos professores e seus livros continuam sendo estudados, com maior ênfase, na Filosofia. Seus princípios de educativos, transmitidos a seus discípulos no Jardim de Academos, em Atenas, de onde surgiram os termos academia e acadêmico, continuam sendo adotados, da mesma forma como ele os escreveu. Além de esses documentos preservarem sua fama, também tornaram conhecida a sabedoria de Sócrates, seu mestre, que nada escreveu, mas, mesmo assim, foi imortalizado pelos registros de Platão. Sabemos da existência dos sábios da Grécia Antiga, pelos escritos que eles e seus discípulos perpetuaram por gerações, até os dias atuais. A sociedade ignora ainda em vida as pessoas que não produzem nem anotam as suas ideias.

A beleza da literatura de Confúcio, escrita há mais de 2.500 anos, tem encantado gerações. A visão de mundo registrada por esse sábio sobressaiu por meio de seus elegantes aforismos, cuja profundidade filosófica, criaram a doutrina do confucionismo. Apesar de o pensamento desse sábio ter sido escrito em uma forma chinesa arcaica, por seu mérito, transcendeu à sua origem e ao tempo, tendo sido traduzido para todos os idiomas e fazendo parte da antologia literária mundial.

Certamente, houve pessoas de mais valor do que o cientista Imhotep, o educador Platão e o sábio Confúcio, mas suas existências são desconhecidas, por não terem documentado a sua obra ou por ela ter sido perdida. *Verba volant scripta manent* (as palavras voam e a escrita permanece). De nada valem as boas e belas ideias, nem as grandes descobertas e invenções, se não forem divulgadas por meio de registros que persistam ao tempo. Ninguém é imortalizado pelo que sabe ou possui; o valor está em sua produção, que, de algum modo, modificou a humanidade.

O aforismo de Coolidge (1932), *"publish or perish"*, deixou de ser um jogo de palavras para exprimir uma realidade. O trabalho intelectual é expresso por três tipos de redação: a literária, a didática e a científica.

A redação literária é uma forma de arte, na qual as ideias são expostas de acordo com o talento e a cultura de quem as escreve. A elegância e a beleza com que a redação literária é apresentada decorrem de um dote natural em escrever, que pode chegar à genialidade, como Shakespeare, Cervantes e Camões, superando os limites do tempo.

A redação didática tem por objetivo ensinar, em um estilo de escrita detalhado e de fácil compreensão por parte de quem desconhece o assunto. Nesse tipo de redação, a linguagem é simples e direta para não deixar dúvida nem dar margem a interpretações diferentes das intenções do autor. Essa redação não pressupõe talento artístico, mas o dom de conduzir o raciocínio do leitor em uma sequência lógica e atraente. Enquanto a linguagem literária enaltece o autor e a sua arte, na linguagem didática, o foco é o assunto apresentado e que precisa ser completamente compreendido pelo leitor. Os princípios da linguagem didática são padronizados, independentemente da área do conhecimento e conhecer o seu autor não é relevante, a menos que seja uma autoridade no tema.

Já a linguagem científica é simples, direta e fácil de ser redigida, pois não requer talento. Escreve-se para leitores que, muitas vezes, sabem tanto ou mais sobre assunto do que os próprios autores, ao contrário dos leitores da literatura didática, que desconhecem o assunto e desejam aprendê-la. A facilidade da redação científica é evidenciada nos milhões de artigos publicados semanalmente por um número ainda maior de autores, cujo valor não está no talento, mas na contribuição para o conhecimento humano.

A citação "escreve bem quem lê muito" é apropriada para as literaturas científica e didática, por seguirem um padrão já definido, enquanto na linguagem literária predomina o talento enriquecido pela cultura. Quem se propõe a escrever textos científicos e didáticos deve ler, prestando atenção na forma como o assunto é exposto e manter um estilo simples e fácil de ser compreendido em sua escrita. Normas para a redação científica são uniformemente divulgadas por todos os veículos científicos, com vistas a manter o mesmo padrão, sem o risco de o leitor interpretar o artigo de forma inapropriada.

A proposta deste livro é trazer informações úteis para redação de textos científicos e didáticos, independentemente da área do conhecimento e do assunto a ser apresentado para um público específico. Tanto a literatura científica quanto a didática são transitórias, tendo em vista que o conhecimento avança e as ditas "verdades", em geral, evoluem. Cabe ressaltar que todo o progresso da humanidade foi registrado na literatura científica por quem foi formado na literatura didática.

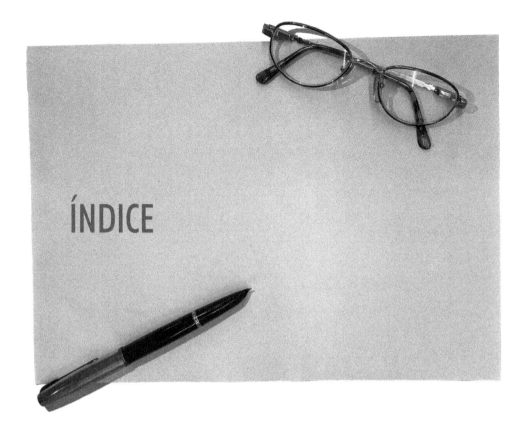

ÍNDICE

1 **ASPECTOS GERAIS DA REDAÇÃO CIENTÍFICA** 1
   1.1 Introdução 1
   1.2 Honestidade na redação científica 2
   1.3 Leitor 2
   1.4 Estilo da redação 2
   1.5 Títulos 3
   1.6 Abreviaturas siglas e símbolos 3
       1.6.1 Símbolos 3
       1.6.1 Siglas 4
       1.6.3 Abreviaturas 4
   1.7 Frases 5
       1.7.1 Personalização 6
       1.7.2 Tempo verbal 6
   1.8 Parágrafos 6
   1.9 Revisão e correções 6
       1.9.1 Parágrafos 7
       1.9.2 Frases 7

1.9.3 Palavras...8

1.10 Reavaliação 8

1.11 Tradução 8

2 PROJETO CIENTÍFICO...11

2.1 Mudança de projeto..12

2.2 Tópicos de elaboração do projeto 12

    2.2.1 Título...13

    2.2.2 Características...13

    2.2.3 Subtítulos 13

    2.2.4 Página de rosto 14

    2.2.5 Resumo..14

    2.2.6 Estrutura...15

    2.2.7 Palavras-chave 16

2.3 Introdução 16

2.4 Características 17

2.5 Abreviaturas...17

2.6 Referências no texto...18

    2.6.1 Citação de autoria 19

2.7 Objetivos 19

2.8 Relevância 20

2.9 Método 20

2.10 Aprovação por Comitê de Ética 21

    2.10.1 Características dos comitês de ética......................................22

    2.10.2 Consentimento livre e esclarecido 23

    2.10.3 Compromisso em relação aos animais...................................24

    2.10.4 Submissão do projeto ao Comitê de Ética 24

2.11 Características do estudo 25

    2.11.1 Variáveis da pesquisa..26

    2.11.2 Critérios de inclusão 26

    2.11.3 Exclusão..26

    2.11.4 Número de variáveis..26

    2.11.5 Protocolo detalhado do trabalho 27

        2.11.2.1 Caracterização das variáveis...27

2.12 Questionários...28

2.13 Equipamentos, reagentes e drogas 29

2.14 Cálculos estatísticos 30

2.15 Referências bibliográficas...31

    2.15.1 Ordem de inclusão das referências 31

        2.15.1.1 Nomes dos autores...32

        2.15.1.2 Títulos de artigos e capítulos de livros.......................33

        2.15.1.3 Nomes de revistas..33

        2.15.1.4 Autoria de livros após seus capítulos.........................33

        2.15.1.5 Volume e fascículo das revistas................................34

        2.15.1.6 Edição e editora dos livros.......................................34

        2.15.1.7 Página inicial e final..34

        2.15.1.8 Ano e data da publicação...35

        2.15.1.9 Referências específicas dos artigos............................35

        2.15.1.10 Tabelas..36

        2.15.1.11 Características...36

        2.15.1.12 Títulos...37

        2.15.1.13 Corpo..37

        2.15.1.14 Localização..38

        2.15.1.14 Restrições...38

        2.15.1.16 Figuras..39

        2.15.1.17 Localização..39

        2.15.1.18 Características...39

        2.15.1.19 Figuras copiadas...40

        2.15.1.20 Gráficos..40

        2.15.1.21 Barras...41

        2.15.1.22 Linhas...41

        2.15.1.23 Círculo..42

        2.15.1.24 Desenhos...43

        2.15.1.25 Fotos..44

        2.15.1.26 Aspectos legais...44

        2.15.1.27 Identificação..45

        2.15.1.28 Características...45

        2.15.1.29 Sinais...45

2.15.2 Apêndices 46

    2.15.2.1 Documentos da ética..46

    2.15.2.2 Protocolo do trabalho 46

    2.15.2.3 Cronograma..46

    2.15.2.4 Orçamento 48

    2.15.2.5 Material permanente 48

    2.15.2.6 Material de consumo..49

    2.15.2.7 Serviço de terceiros 49

    2.15.2.8 Viagens 49

2.15.3 Anexos..50

    2.15.3.1 Anuência das instituições 50

    2.15.3.1 Anuência da equipe de trabalho..............................50

    2.15.3.1 Currículos dos membros da equipe de trabalho 50

    2.15.3.4 Estatística 51

3 ARTIGO CIENTÍFICO 53

3.1 Tipos de artigos científicos 53

3.1.1 Artigo Original 53

3.1.2 Editorial..54

3.1.3. Revisão de literatura 54

3.1.4 Comunicações curtas...54

3.1.5 Carta ao editor 55

3.1.6 Relato de caso 55

3.2 Características do manuscrito..55

3.2.1 Título...56

3.2.2 Características...56

3.2.3 Subtítulos 57

3.2.4 Página de rosto 58

    3.2.4.1 Informações complementares 59

3.2.5 Autoria do artigo...60

3.3 Criar a ideia que originou o trabalho e elaborar hipóteses 61

3.4 Estruturar o método de trabalho 61

3.4.1 Orientar o trabalho 61

3.4.2 Escrever o manuscrito...61

3.5 Coordenar o **grupo que realizou o trabalho** 62

   3.5.1 Rever a literatura 62

   3.5.2 Apresentar sugestões relevantes ao trabalho 62

   3.5.3 Resolver problemas e criar aparelhos fundamentais 62

   3.5.4 Coletar dados 62

3.6 Apresentação do trabalho em eventos científicos 63

   3.6.1 Chefiar o local onde o trabalho foi realizado 63

   3.6.2 Fornecer pacientes, animais, material e verba para condução do trabalho 63

   3.6.3 Trabalhar na rotina da função 64

   3.6.4 Participar mediante pagamento específico 64

3.7 Autor honorário 64

   3.7.1 Usurpação de trabalhos e autorias, autor fantasma 65

   3.7.2 Critérios para ordenar os autores 65

3.8 Responsabilidade pelo trabalho 65

3.9 Resumo 66

3.10 Estruturas 66

   3.10.1 Características 67

3.11 Palavras-chave 68

3.12 Destaques 68

3.13 Introdução 68

3.14 Características 69

3.15 Abreviaturas 69

3.16 Referências no texto 69

3.17 Objetivos 70

3.18 Método 70

3.19 Aprovação por comitê de ética 71

3.20 Características do estudo 71

3.21 Variáveis da pesquisa 72

   3.21.1 Critérios de inclusão 72

   3.21.2 Critérios de exclusão 72

   3.21.3 Número de variáveis 72

3.22 Protocolo detalhado do trabalho 73

3.23 Questionários 73

3.24	Equipamentos, reagentes e drogas	74
3.25	Cálculos estatísticos	75
3.26	Resultados	75
3.27	Tabelas	76
	3.27.1 Características das tabelas	77
3.28	Figuras	77
	3.28.1 Características das figuras	78
3.29	Discussão	80
3.30	Conclusão	81
3.31	Agradecimentos	82
3.32	Conflito de interesses	83
3.33	Fundos	83
3.34	Aprovação ética e consentimento	83
3.35	Disponibilidade dos dados	84
3.36	Contribuições dos autores	84
3.37	Referências bibliográficas	84
3.38	Apêndices	85
3.39	Anexos	85
3.40	Preparação do artigo para submissão	85
	3.40.1 Submissão do artigo para publicação	86
	3.40.2 Revistas predadoras	87
	3.40.3 Revistas secundárias	87
	3.40.4 Escolha da revista para publicação	88
	3.40.4.1 Histórico da publicação científica em revistas	88
	3.40.4.2 Valorização das revistas	88
	3.40.4.3 Índices de valorização dos autores e das publicações	89
	3.40.5 Critérios para escolha da revista	89
	3.40.6 Avaliação do artigo pela revista	90
	30.4.7 Realidade científica atual	91

4	DISSERTAÇÕES E TESES	93
4.1	Conceito	93
4.2	Tamanho da dissertação ou tese	95

4.3 Cerimônia de defesa das dissertações e teses 96

4.4 Características das dissertações e teses 96

4.5 Idioma 97

4.6 Confecção da dissertação e tese 98

    4.6.1 Capa 98

    4.6.2 "Caderno zero"..98

    4.6.3 Página Rosto 99

    4.6.4 Ficha Catalográfica...100

    4.6.5 Banca Examinadora 100

    4.6.6 Agradecimentos...102

    4.6.7 Homenagens 103

    4.6.8 Lista de abreviaturas, siglas e símbolos...................................104

    4.6.9 Índices 104

    4.6.10 Monografia..106

    4.6.11 Resumo...106

    4.6.12 Palavras-chave...106

        4.6.12.1 Resumos e palavras-chave múltiplos...............................107

    4.6.13 Introdução...107

    4.6.14 Referências..108

    4.6.15 Revisão da Literatura..108

    4.6.16 Objetivo..109

    4.6.17 Relevância...110

    4.6.18 Método 110

    4.6.19 Ética...111

    4.6.20 Material e variáveis...111

    4.6.21 Método 111

    4.6.22 Estatística..112

    4.6.23 Resultados...112

    4.6.24 Tabelas..112

    4.6.25 Figuras..113

    4.6.26 Discussão...114

    4.6.27 Conclusão..114

    4.6.28 Referências bibliográficas...115

4.6.29 Apêndices 115

4.6.30 Anexos 116

5 REDAÇÃO DIDÁTICA 117

5.1. Linguagem didática 117

5.2 Tipos de textos didáticos 119

5.3 Características dos textos didáticos reunidos 119

5.3.1 Capa 119

5.3.2 Título 120

5.3.3 Autoria de texto didático 120

5.3.3.1 Ordem dos autores 121

5.4 Estrutura do livro didático 121

5.4.1 "Caderno zero" 122

5.4.1.1 Numeração do "caderno zero" 122

5.4.2 Página rosto 122

5.4.3 Ficha catalográfica 122

5.4.4 Homenagens 122

5.4.5 Agradecimentos 122

5.4.6 Prefácio 123

5.4.7 Apresentação do livro 123

5.4.8 Lista de abreviaturas, siglas e símbolos 123

5.4.9 Índices 123

5.4.10 Lista dos autores 124

5.4.11 Redação do texto didático 124

5.4.12 Revisão 124

5.4.13 Tabelas 124

5.4.13.1 Características das tabelas 125

5.4.14 Ilustrações 125

5.4.14.1 Características das figuras 126

5.4.15 Legendas e sinais indicativos 127

5.5 Tradução do livro didático 128

6 APRESENTAÇÕES EM EVENTOS E AULAS 131

6.1 Preparação 131

6.1.1 Características da apresentação 132

6.1.2 Dispositivos auxiliares da apresentação 133

    6.1.2.1 Filmes 133

6.1.3 Slides 134

    6.1.3.1 Padronização 134

6.1.4 Título 135

6.1.5 Apresentando a si próprio 135

6.1.6 Emblemas 135

6.1.7 Texto escrito e espaço 136

6.1.8 Cores e tonalidades 136

6.1.9 Títulos 137

6.1.10 Conteúdo 137

6.1.11 Referências bibliográficas 137

6.1.12 Tabelas 139

6.1.13 Figuras 140

6.1.14 Temas livres e vídeos livres 141

6.1.15 Cartazes 141

6.1.16 Resumos 143

6.1.17 Autoria 143

LITERATURA RECOMENDADA 145

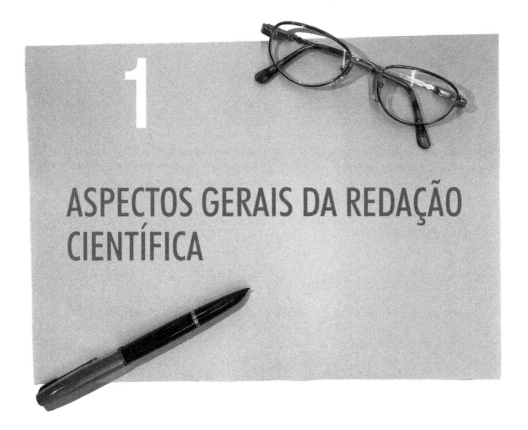

ASPECTOS GERAIS DA REDAÇÃO CIENTÍFICA

1.1 Introdução

A apresentação de todos os textos científicos, independentemente da área do conhecimento e de seu conteúdo, segue um padrão já estabelecido. Inicia-se com uma introdução, parte que termina com a descrição do objetivo do trabalho a ser apresentado. Em seguida, escreve-se o método proposto para a aquisição do conhecimento, de forma minuciosa e facilmente compreensível, para que possa ser repetido pelo leitor, se assim o desejar. No tópico seguinte, são apresentados detalhadamente todos os resultados obtidos, enfatizando os mais importantes.

Seguem os comentários dos autores sobre o trabalho realizado, no tópico de discussão, explicando os motivos que os levaram à escolha do método, vantagens e limitações. Nesse mesmo tópico, são discutidos os resultados, comparando-os com outros resultados existentes na literatura. Este tópico termina com a conclusão do trabalho, que de forma concisa responde aos objetivos apresentados no final da introdução. Por último, são colocadas as referências bibliográficas em ordem de entrada no texto ou alfabética, seguindo um padrão único de redação

Todos esses tópicos podem ser apresentados em separado, destacados por títulos, ou incluídos em um texto contínuo, mantendo a sequência, para facilitar a compreensão. No caso de projetos de pesquisa, os tópicos restringem-se a introdução, objetivo, método e referências bibliográficas, pois o trabalho ainda não foi feito, portanto, não há resultados nem discussão a serem escritas. Não há genialidade nem talento na redação científica, os autores seguem normas específicas, com vista apenas à divulgação científica da maneira mais clara e simples possível, para que ela seja compreendida fácil e rapidamente pelo leitor.

1.2 Honestidade na redação científica

Considerando que o texto científico é padronizado, quem não tem experiência em escrita científica pode se basear no estilo dos trabalhos estudados para redigir o manuscrito. Copiar a forma de um texto não é errado, pois o conteúdo é diferente. Por outro lado, copiar literalmente uma parte de outro artigo, mesmo que seja apenas uma frase, configura plágio e é crime, a menos que essa frase seja uma citação e o seu autor seja mencionado por seu sobrenome, seguido pela data da citação e, ao final da frase, o número da sua referência bibliográfica. Pode-se repetir uma ideia de outro trabalho, porém utilizando outras palavras e sempre referenciando a sua origem.

Absolutamente tudo que for escrito em um artigo científico deve ser verdadeiro, com fundamento na literatura e no próprio trabalho realizado. Cabe lembrar a elevada qualidade científica e intelectual dos leitores, em geral até maior do que a dos autores dos textos científicos. Quem procura um determinado texto científico já tem domínio da área na qual ele foi escrito e deseja adquirir novos conhecimentos. Portanto, qualquer inverdade ou afirmativa sem fundamento será detectada e seus autores poderão até ser proscritos do meio científico. A credibilidade científica é o maior bem a ser adquirido por todos os autores e, uma vez perdida, não se recupera mais.

1.3 Leitor

Os leitores dos trabalhos científicos dominam o assunto escrito, pois, caso contrário, não estariam aptos a compreendê-lo. Eles desejam atualizar-se, adquirir novos conhecimentos, ou conhecer as ideias dos autores. Por vezes, são profissionais muito mais experientes no tema exposto do que os próprios autores, portanto, sua leitura será crítica e apurada. Quem deseja aprender sobre algum assunto, busca a literatura didática, divulgada em livros ou sites especializados, não em literatura científica.

Assim, ao escrever um artigo científico, os autores devem ressaltar o que há de mais recente e importante na literatura atual e realçar as contribuições do seu trabalho, em uma redação apropriada para quem sabe tanto ou até mais do que eles. Minuciar conceitos básicos e explicar o que já é bem conhecido estimula o leitor a perder o interesse no texto e interromper a sua leitura, fazendo com que o conhecimento trazido pelo trabalho, mesmo que relevante, se perca, mesmo se estiver sendo publicado em uma boa revista científica.

1.4 Estilo da redação

A linguagem científica é simples e explícita. Deve-se evitar o uso de recursos da linguagem literária, que confundam a leitura científica, levando a interpretações incorretas. Cada palavra possui um significado preciso, que pode não ser o mesmo de seus sinônimos, em geral parecidos, mas não iguais. Cabe aos autores escolherem as palavras mais precisas, para expressarem exatamente o que desejam comunicar. Ao contrário da linguagem literária, na qual evita-se a repetição da mesma palavra, para que a leitura seja mais agradável e mostre cultura, na linguagem científica a mesma palavra pode ser repetida várias vezes, se não houver outra que explicite a mesma informação. Não importa quantas vezes será repetida a palavra, desde que o leitor possa compreender corretamente o que foi escrito. O foco da redação científica é o conhecimento, expresso claramente, com palavras simples e diretas para as ideias serem compreendidas, sem preocupação com beleza literária do texto. Enquanto a linguagem literária permite interpretação do texto, na linguagem científica a informação é precisa e deve ser compreendida exatamente como foi a intenção dos autores, sem risco de múltiplas interpretações.

1.5 Títulos

O texto científico curto pode ser escrito em fluxo contínuo de parágrafos, a exemplo de Cartas ao Editor, Notas Prévias, Relatos Curtos e Resumos para anais de eventos. Entretanto, se o texto for maior e o artigo for padronizado, como Original, Revisão de Literatura, Relato de Caso, Estudo Multicêntrico, etc., obrigatoriamente será dividido em capítulos com os títulos de Resumo, Palavras-chave, Introdução, Método, Resultados, Discussão, Conclusão e Referências Bibliográficas. Outros tópicos ou capítulos, bem como suas subdivisões também pode fazer parte de um texto longo.

Para organizar a redação e facilitar a compreensão quando cada capítulo ou tópico for amplo, ele poderá ser subdividido em subcapítulos ou subtópicos e cada um receber um título, de acordo com seu conteúdo. Por exemplo, o capítulo Método pode ser subdividido em Ética, Estrutura, Casuística, Técnica, Estatística, etc.

Na redação didática, o texto é obrigatoriamente subdividido e cada divisão deve ser intitulada de acordo com seu conteúdo específico, para facilitar a leitura e compreensão, indispensáveis ao aprendizado. Nesse tipo de literatura, os tópicos e seus títulos esclarecem o conteúdo a ser estudado. A subdivisão de cada tópico em subtópicos, mesmo que contenham apenas um parágrafo, facilita ainda mais o aprendizado, pois organiza o raciocínio do leitor. O mais importante é que haja uma sequência lógica dos tópicos para orientar o aprendizado de forma didática.

Os títulos precisam ser curtos e explicitar sem dificuldade de compreensão o seu conteúdo. Habitualmente, são escritos com letras em negrito, para facilitar a percepção das divisões do texto e não serem confundidos com parte do conteúdo. Evitar escrever dois títulos seguidos sem um texto, mesmo que seja curto , entre eles. A presença de títulos seguidos sem texto dificulta a compreensão e, geralmente, um deles pode ser dispensado.

1.6 Abreviaturas siglas e símbolos

Frequentemente na redação científica uma determinada palavra ou até várias palavras que tenham um significado único são repetidas muitas vezes. Para evitar que essas palavras sejam escritas em sua totalidade todas as vezes em que for necessário, tornando a leitura cansativa, é usual elas serem substituídas por abreviaturas, siglas ou símbolos.

1.6.1 Símbolos

Os símbolos já são consagrados e de conhecimento amplo no mundo inteiro, como m, para metro; g, para grama; %, para porcentagem; e assim por diante, em centenas de símbolos estabelecidos. O uso do símbolo no texto científico não precisa ser explicado nem escrito por extenso, a menos que os autores tenham um motivo importante para esclarecer ao leitor.

1.6.1 Siglas

Já as siglas têm outra conotação. Eelas podem até ser conhecidas mundialmente, porém, em sua maioria, são notórias para uma população menor e particularizada, como a UFRJ (Universidade Federal do Rio de Janeiro). Há ainda a possibilidade de uma determinada sigla ser utilizada para entidades diferentes e uma mesma entidade possuir mais de uma sigla, por exemplo, a ONU (Organização das Nações Unidas), que, nos países de língua inglesa, é conhecida sob a sigla UN (United Nations). Já CBC pode significar Colégio Brasileiro de Cirurgiões, Confederação Brasileira de Ciclismo, Canadian Broadcasting Corporation, Companhia Brasileira de Cerveja e mais de uma dezena de outras entidades. Portanto, ao optar pelo uso de siglas no texto científico, sua primeira menção deve vir entre parênteses após ela ser escrita por extenso, como parte do texto, conforme segue "A Comissão Nacional de Energia Nuclear (CNEN) determinou o uso de...". Após essa explicação ao leitor, a sigla será utilizada em todo o texto, onde houver necessidade de redigir o nome que ela representa. Evitar alternar o nome completo e a sigla, para não confundir o leitor, que ficará curioso desnecessariamente em saber o motivo dessa alternância, interrompendo a atenção na leitura em si. Todos os destaques ortográficos desviam a atenção do leitor, obrigando-o a ler o mesmo texto várias vezes para ser compreendido.

1.6.3 Abreviaturas

Quanto às abreviaturas, existem três tipos de situações: abreviaturas consagradas e conhecidas mundialmente, abreviaturas estabelecidas para um determinado grupo da população e abreviaturas criadas especificamente para o texto que está sendo redigido. Abreviaturas consagradas mundialmente, como DNA (ácido desoxirribonucleico), AIDS (síndrome da imunodeficiência adquirida), LASER (amplificação de luz por emissão estimulada de radiação), etc. não necessitam de explicação e podem ser utilizadas sem a explicação por extenso, a menos que os autores considerem importante esse esclarecimento.

A abreviatura *etc.*, que é muito utilizada neste livro, deveria ser escrita em itálico, assim como todas as palavras em idiomas diferentes ao do texto, pois refere-se à expressão latina *et coetera*, que significa "e outras coisas", utilizada para significar "e assim por diante". Pela frequência de seu uso, essa abreviatura foi incorporada a todos os idiomas e deixou de ser necessário escrevê-la em letras itálicas. Apesar de esse termo iniciar-se com a conjunção "e", a ortografia de todos os idiomas determina que ela seja precedida por vírgula e seguida por ponto. Se estiver no final de uma frase, usa-se apenas o ponto final da frase. Apesar de esses aspectos ortográficos poderem até ser questionados, eles devem ser obedecidos por serem normas estabelecidas e regras de ortografia.

Na linguagem científica, as abreviaturas mundialmente utilizadas são expressas no idioma inglês, por ser ele adotado para toda comunicação internacional, incluindo a científica. Assim, não cabe criar abreviaturas, utilizando palavras em outros idiomas, que ninguém adotará e, muitas vezes, não serão compreendidas, dificultando a leitura e atrasando o seu entendimento. Por exemplo, a abreviatura NASA para a Administração Espacial e Aeronáutica Nacional (National Aeronautics and Space Administration) ninguém irá entender se for escrita como AEAN. Portanto, jamais criar abreviatura alguma, quando já existe uma abreviatura consagrada. Opiniões pessoais podem ser apresentadas na discussão do manuscrito ou até ser criado um artigo específico para comentar determinado termo que pareça inadequado aos autores. Entretanto, na redação científica, utiliza-se apenas a abreviatura consagrada. Tendo em vista que o texto científico será escrito e publicado em inglês, deixa de haver dúvida quanto à utilização das abreviaturas já convencionadas.

As abreviaturas já determinadas em uma área do conhecimento são usadas da forma exata pela qual está estabelecido, para não confundir o leitor. Da mesma forma como foi mencionado nas abreviaturas mundialmente consagradas, não criar uma abreviatura diferente, mas utilizar a já normatizada. Considerando que essa abreviatura não é de domínio geral, mas apenas de um grupo específico, na primeira vez em que for incluída no texto, será colocada entre parênteses e precedida por seu termo completo, como "infarto agudo do miocárdio (IAM)".

Por outro lado, os autores têm liberdade para criar abreviaturas, quando não houver abreviatura estabelecida, para facilitar a leitura do texto e para não repetir termos compostos longos. A opção por abreviatura é útil para substituir várias palavras, com um único significado. As abreviaturas são escritas em letras maiúsculas, de preferência, compondo as abreviaturas com a primeira letra de cada palavra do termo composto.

Não é necessário abreviar com as iniciais de todas as palavras, podendo utilizar apenas duas letras, por exemplo, "pessoas com deficiência física estabelecida" (DF e não PDFE). Quanto mais curta a abreviatura, mais facilmente ela será compreendida pelo leitor. Evitar abreviaturas de uma única letra, para que ela não se confunda com o texto. Cabe o cuidado de, ao compor uma abreviatura, ela não ser uma abreviatura já existente, que confunda o leitor. Por exemplo, a DF da deficiência física, mencionada no exemplo anterior, pode confundir-se com Distrito Federal em um texto de política ou geografia do Brasil, mas não em um manuscrito de Fisioterapia, Ortopedia ou outra área da Saúde.

Evitar diminuir o número de letras das palavras, por exemplo, abr. ou abrev., para abreviatura, pois interromperá a atenção do leitor no texto, para compreender o seu significado. Já abreviaturas de palavras com redução de letras, utilizadas rotineiramente não precisem explicação, como Sra. para senhora, Dr. para doutor.

Não há limite para o número de abreviaturas consagradas dentro de um texto, pois todos os leitores as conhecem e são compreendidas sem dificuldade. Já para as abreviaturas novas, criadas pelos autores, seu número não deve ultrapassar a seis, para que elas possam ser memorizadas com facilidade e não interrompam a leitura para buscar o seu significado.

1.7 Frases

Evitar frases muito longas e redigi-las em uma sequência direta, iniciando com o sujeito e continuando com o predicado. Ao relatar fatos, seguir uma ordem uniforme, iniciando pelo agente (quem), seguido pelo fato (o que), depois o local (onde) e, em último, o tempo (quando). Em várias literaturas de idiomas derivados do latim, principalmente o francês e o português do Brasil, há a tendência de mudar essa ordem em uma redação literária e que dificulta a compreensão dos textos científicos. A escrita em ordem direta facilita o entendimento, sem precisar voltar várias vezes para perceber a intenção dos autores.

O leitor de texto científico não quer perder tempo com linguagem prolixa. Por isso, todas as frases têm que ser simples e sucintas, com cada palavra tendo seu significado exato. Evitar adjetivos, superlativos ou diminutivos (excelente, péssimo, muito maior, desprezível, etc.), para ressaltar ideias. O leitor, que possui experiência no assunto, irá avaliar a importância do texto pelos dados que lhe forem apresentados de forma correta e direta, sem serem enfeitados. Toda vez em que se usa um adjetivo, o leitor é levado a interpretar a intenção dos autores de forma negativa, tentando convencê-lo de algo irreal.

1.7.1 Personalização

Enquanto na linguagem literária há ainda o culto à personalidade dos autores, na literatura científica, o foco é a informação, não importando a sua autoria. Até há cerca de meio século, ainda era relevante conhecerem-se os autores dos trabalhos científicos, que eram apresentados com um minicurrículo. Atualmente, a sua identificação é pelo sobrenome, seguido pelas iniciais do nome.

1.7.2 Tempo verbal

Quanto ao tempo verbal, ele depende da situação em que o texto se encontra com relação ao trabalho. Nos projetos de pesquisa, que serão apresentados a comitês de ética ou em concursos para ingresso em instituições de pesquisa, o tempo verbal é somente o futuro e na terceira pessoa. Já nos artigos referentes a trabalhos científicos concluídos, o tempo verbal é pretérito em todo o texto. Esses tempos verbais são importantes para não haver a impressão errada de que o projeto já foi realizado ou o trabalho ainda está por começar, indicando descuido dos autores.

Os verbos são colocados na terceira pessoa do singular ou plural e também no infinitivo, ao contrário de antigamente, quando era usual personalizá-los na primeira pessoa do singular ou do plural. A linguagem científica é impessoal e os dados são apresentados da forma que existem na literatura ou em decorrência do trabalho realizado. Mesmo quando for necessário mencionar os autores, eles serão referidos também de forma impessoal na terceira pessoa ou infinitivo. Mesmo comentários pessoais são escritos da mesma forma, por exemplo, "de acordo com os autores,...".

1.8 Parágrafos

Os textos seguem uma ordem natural para facilitar a leitura e a compreensão exata de suas informações. Cada tema do trabalho é completamente apresentado em um único parágrafo. Todos os aspectos relacionados com o mesmo assunto são ordenados em uma sequência lógica, que pode ser cronológica, no mesmo parágrafo.

Recomenda-se que cada parágrafo tenha mais de uma frase. Caso o parágrafo se torne muito grande, é preferível subdividi-lo em mais parágrafos, cada um referente a uma parte específica do assunto. A sequência dos parágrafos precisa ser lógica e conduzir o raciocínio do leitor adequadamente. No texto científico é inadmissível a oscilação das ideias, em um vai e vem prolixo que dificulta a leitura do parágrafo e até de todo o escrito. Concluída a redação de um determinado assunto, não se volta mais a ele. Caso haja complementação, ela será inserida no mesmo parágrafo onde já estiver o restante do conteúdo de mesmo tema.

1.9 Revisão e correções

O texto é inicialmente escrito ininterruptamente, incluindo todas as ideias e informações, sem preocupação com o estilo da redação. Pode-se escrever uma frase, um parágrafo, vários parágrafos ou até todo o manuscrito, dependendo do assunto, do conhecimento e da criatividade do autor enquanto está redigindo.

Todo esse texto inicial assemelha-se a um mármore nas mãos de um escultor. O artigo científico está, pelo menos em parte, dentro do que foi escrito. À semelhança do escultor, os autores precisam revisar esse texto, com esmero, muitas vezes, até conseguirem redigir o manuscrito adequado e compreensível facilmente. Em seguida, ele será polido, em uma redação simples na qual é transmitido todo o conhecimento desejado pelos autores, evidenciando as suas qualidades.

1.9.1 Parágrafos

Inicia-se com a leitura de todo o texto para reunir os assuntos inter-relacionados em um mesmo parágrafo, independentemente da ordem em que eles foram escritos. Atualmente, essa tarefa é facilitada pelos processadores de texto eletrônicos, evitando a necessidade de cortar textos com a tesoura e depois colá-los em folhas de papel ou numerá-los e depois reescrevê-los na nova ordem de redação, como era feito até há 40 anos. Essa tarefa é repetida várias vezes, até organizar todo o texto em uma sequência lógica e facilmente compreensível, sem vai e vem. Não há limite para o número de revisões, pois cada uma delas tornará o manuscrito mais bem redigido.

Concluída a redação de um parágrafo, recomenda-se a sua leitura em voz alta, prestando atenção no que está escrito. Dessa forma, percebem-se frases sem sentido ou com sentido diferente ao desejado quando foram escritas. Outras frases demasiadamente longas são percebidas pela dificuldade em serem lidas e entendidas, tornando necessária a sua divisão em frases menores, escritas em uma sequência natural. Nessa leitura, percebe-se também se a sequência das frases expressa a ideia de forma lógica.

Se houver outra pessoa que possa ouvir o que estiver sendo lido, uma percepção crítica ao texto, certamente contribuirá para o seu aprimoramento. Evitar a leitura de vários parágrafos de uma única vez, para não reduzir a atenção nos parágrafos subsequentes. A revisão do texto por pessoas sem relação com o trabalho feito é benéfica, pois serão apontadas impropriedades que os autores não perceberam. Todos os autores devem ler e aprovar o texto e as divergências serão resolvidas pelo grupo antes de ele ser enviado para publicação.

1.9.2 Frases

Terminada essa organização do texto em sequência lógica e sem repetições ou oscilações de ideias, inicia-se a organização de cada uma das frases. Na linguagem científica, todas as frases devem ser redigidas em uma sequência direta, iniciando pelo sujeito, seguido pelo predicado. Na ordenação do assunto, a sequência inicia com o agente (sujeito), depois o ato (predicado), seguido pelo local e terminando com o tempo. Nesse processo, avaliam-se todas as frases de cada parágrafo em parte.

Frases que expressem a mesma ideia deverão ser reunidas ou uma delas eliminada, pois na redação científica não se admitem frases de reforço, que são comuns e necessárias na redação didática. Ainda nesse sentido, retiram-se todas as frases supérfluas, que não tragam contribuição ao texto ou tirem dele sua objetividade.

A redação científica é concisa, na qual cada frase é crucial e indispensável. Vale ressaltar que o texto será analisado por indivíduos que possuem conhecimento igual ou superior ao dos autores sobre o tema. Assim, explicações genéricas são dispensáveis, sendo fundamental que os autores concentrem-se precisamente no assunto pesquisado, destacando seus achados mais relevantes.

1.9.3 Palavras

A etapa seguinte é prestar atenção em cada palavra, pois, na linguagem científica, ela deve ser precisa para expressar o que se deseja informar. Palavras similares ou sinônimos podem gerar interpretações incorretas por parte dos leitores. Caso haja insatisfação com alguma palavra, ela deve ser mudada com o auxílio do dicionário e, nessa parte, os meios eletrônicos facilitaram a redação e sua editoração. Essa etapa é demorada, mas indispensável no aperfeiçoamento do texto. Por não ser um texto literário nem didático, a mesma palavra correta pode ser repetida tantas vezes quanto necessário para manter a clareza do manuscrito.

1.10 Reavaliação

Concluída toda a revisão em suas múltiplas partes, o texto deve ser guardado por, pelo menos, um dia e relido de forma crítica, para aperfeiçoar a redação e corrigir os erros. Mesmo após essa revisão, ainda há impropriedades não identificadas que precisam ser corrigidas, por isso são recomendáveis novas reavaliações do texto, com intervalo de tempo entre elas. Esse processo é lento e, por isso, é necessário ter paciência, pois ele reduz a possibilidade de o manuscrito ser recusado por estar mal escrito ou mal compreendido, obrigando a uma perda de tempo muito maior.

1.11 Tradução

Desde a criação da Organização das Nações Unidas nos Estados Unidos, em 1945, o idioma adotado por todos os países para comunicarem-se em todas as áreas passou a ser o inglês. Em ciência, que não tem fronteiras, percebeu-se logo a necessidade de um idioma único para comunicação e, naturalmente, adotou-se o inglês. Durante algum tempo, o nacionalismo de parte dos cientistas em todos os países dificultou a divulgação científica, porém, há mais de meio século, as publicações científicas relevantes passaram a ser escritas somente em inglês. Atualmente, as comunicações científicas escritas no idioma do próprio país alcançam um público muito restrito e, em geral, não são lidas nem sequer pelos colegas da própria instituição dos autores. Portanto, publicar sem ser em inglês é inutilizar o trabalho realizado, independentemente de seu valor, pois, provavelmente, ele jamais será lido por quem, de fato, interessa. Revistas não escritas em inglês dificilmente são incluídas em bases de dados relevantes.

Essa é a realidade de todas as instituições em todos os países e em todas as áreas do conhecimento. Portanto, resistências pessoais à redação em inglês são atitudes sem importância prática alguma, pois os únicos prejudicados são os próprios autores, que deploravelmente anulam seu próprio trabalho.

Conhecer bem o idioma inglês facilita a comunicação oral, porém não a escrita. Dificilmente uma pessoa que não foi alfabetizada no idioma inglês, mesmo que resida em um país de língua inglesa, escreve bem em inglês, como um nativo. Na maioria das vezes, redige-se no próprio idioma e transfere-se a escrita para o inglês, de forma ortograficamente correta, mas não é redação inglesa. Utilizar os diversos tradutores eletrônicos não tornam a redação inglesa de fato, por melhor que seja a tradução.

As melhores pessoas para escrever um texto em inglês adequado são os professores e os revisores de inglês nativos de um país de língua inglesa, preferencialmente Inglaterra, Estados Unidos, Austrália e parte inglesa do Canadá. Há entidades de tradutores vinculadas a grandes revistas e a instituições de Ensino Superior, com experiência em traduzir textos científicos. Entretanto, esses tradutores podem não ter conhecimento na área científica do manuscrito e não dominarem a linguagem profissional especializada. Cabe aos autores revisarem o texto traduzido, para corrigirem as impropriedades relacionadas à sua área de conhecimento.

Há ainda a possibilidade de os autores escreverem o texto em inglês na linguagem técnica correta, com o auxílio de tradutores eletrônicos e solicitarem aos tradutores apenas a correção ortográfica para o inglês nativo. Mesmo assim, ao retornar, o texto deve ser novamente revisado pelos autores, para verificarem se as correções do tradutor interferiram na redação técnica do manuscrito.

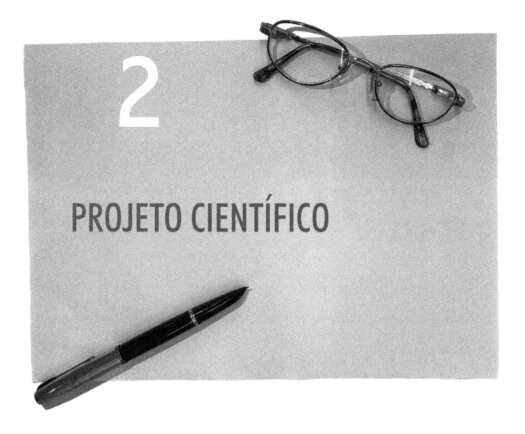

2
PROJETO CIENTÍFICO

O projeto científico, também conhecido como projeto de pesquisa, é um documento que visa apresentar, de forma detalhada, a proposta para realizar um trabalho científico. Esse texto é, em geral, parte dos requerimentos que têm por finalidade obter:

- ingresso em uma instituição de Ensino Superior;
- ingresso em um programa ou curso de pós-graduação;
- indicação de proposta de trabalho vinculada ao ensino e à pesquisa em instituições de ensino e pesquisa superiores;
- solicitação de bolsa de pesquisa de instituições de fomento;
- pedido de recursos financeiros para a realização de um trabalho científico;
- apresentação perante comissões de pesquisa para obter aprovação ou autorização para realizar um trabalho científico em determinada instituição;
- submissão a comitês de ética para realizar um trabalho científico que inclua seres humanos, animais, drogas ou micro-organismos, ou equipamentos com risco à saúde ou ao ambiente, etc.

Tendo em vista que o projeto deverá ser apresentado a uma instituição para obter algum benefício, cabe redigi-lo com muito cuidado, seguindo rigorosamente as normas específicas por esse instituto. A desobediência a algum quesito de norma ou edital pode eliminar o projeto antes mesmo de ele ser lido.

Todos os projetos são analisados por profissionais com conhecimento superior ao de quem os submeteu e que compreendem perfeitamente tudo o que está escrito. Por vezes, os projetos são lidos por vários examinadores ou são apresentados por relatores; cada projeto é discutido pelo grupo, para decisão conjunta.

Nesse sentido, o projeto de pesquisa deve ser redigido com muito cuidado e após o assunto ter sido estudado com atenção, tendo por base a literatura recente sobre o tema. Mesmo ele sendo apenas uma proposta, sua redação segue a mesma estrutura de tópicos de um artigo científico ou de uma monografia, resumo, introdução, método e referências bibliográficas. Outras partes do projeto, como protocolo do trabalho, cronograma, orçamento, instituições participantes, equipe de trabalho, compromissos, cartas de anuência, entre outros. dependem dos objetivos do trabalho proposto e das exigências da instituição à qual ele se destina. Essa documentação é inserida dentro do texto ou como apêndice e anexo, após as referências bibliográficas.

2.1 Mudança de projeto

Importante ressaltar que não há uma obrigação de seguir o projeto exatamente como foi inicialmente apresentado, tampouco de manter inalterado o trabalho a ser executado. O projeto inicial atende às demandas protocolares de um concurso ou de um edital; no entanto, na pesquisa, imprevistos frequentemente surgem e podem interferir, até mesmo impossibilitar a realização do trabalho conforme planejado. Entre os fatores comuns, que não dependem necessariamente do proponente, estão a recusa do comitê de ética em aprovar o projeto, a falta de recursos financeiros, a perda de colaboradores indispensáveis ao trabalho, a recusa da instituição em autorizar a pesquisa, problemas de saúde dos pesquisadores ou de seus familiares próximos, dificuldade em obter as variáveis propostas para realizar a pesquisa etc.

Ao ocorrerem fatores intervenientes, cabe aos pesquisadores alterarem o projeto para o tornar viável e, se não for possível, mudarem totalmente a proposta. Caso haja alteração ou mudança de projeto, a instituição à qual se destinou o projeto será imediatamente informada, solicitando a permissão para mudanças no ou de projeto. Nesse pedido, seguem explicações detalhada e, se possível, documentadas, para a necessidade dessa mudança. O novo trabalho somente será iniciado após ser autorizado. Mesmo o novo projeto pode ser infactível. Nessa situação, repete-se o processo de substituição, para um terceiro e até mais projetos até redigir uma proposta factível.

Para prevenir esses problemas, pesquisadores mais experientes ocasionalmente submetem trabalhos já concluídos, mas que ainda não foram publicados. Esses trabalhos inéditos são parcialmente apresentados como projetos e, posteriormente, são submetidos para publicação, sendo essa a instância em que prestarão contas sobre o trabalho realizado. Essa conduta não é correta nem recomendada, porém ela é realizada na maior parte das instituições de pesquisa do mundo e adotada até mesmo por grandes pesquisadores em todas as áreas do conhecimento. Os recursos obtidos para projetos já realizados são utilizados em novos trabalhos e, assim, sucessivamente, as equipes de pesquisa não interrompem a sua produtividade. Evidentemente, a prestação de contas dos recursos financeiros comprovará a idoneidade dos pesquisadores e a honestidade nos gastos feitos.

2.2 Tópicos de elaboração do projeto

A seguir, são apresentadas e discutidas as partes mais relevantes de um projeto de pesquisa.

2.2.1 Título

O título de um projeto científico assemelha-se a um nome ou um emblema, uma vez que ele caracteriza o trabalho proposto. Um bom título atrai a simpatia dos examinadores e estimula sua leitura mais favoravelmente. Apesar de a leitura do projeto iniciar-se pelo título, frequentemente ele é a última parte a ser escrita.

2.2.2 Características

O título deve ser o mais curto possível e conter o mais importante do projeto, sendo, muitas vezes, uma síntese do objetivo do trabalho proposto. O objetivo de um trabalho científico é, em geral, atraente, pois descreve a motivação maior dos autores no sentido de dispender tempo, esforço mental, recursos financeiros e desgaste físico para cumprir a meta proposta, colocando outras tarefas e o descanso em segundo plano. Títulos longos são cansativos, tendem a ser prolixos e confundem o leitor. Todo título pode ser escrito em uma linha ou pouco mais. Seguem algumas orientações para reduzir títulos.

- Evitar artigos definidos, pois eles somente serão utilizados após o substantivo ter sido definido. Nada no título foi definido previamente, portanto, artigos definidos são impróprios.

- Evitar explicações sobre determinadas palavras, redundâncias e pleonasmos. Escrevendo a palavra correta, ela já possui em si todas as características desejadas.

- Não incluir etapas do método, pois o meio pelo qual se pretende alcançar o objetivo é um aspecto acessório e pode ser mudado, de acordo com o andamento da pesquisa.

- Não acrescentar comentários sobre algum aspecto do trabalho.

- Evitar adjetivos, principalmente se forem superlativos ou de reforço, pois a linguagem científica é simples, objetiva e direta.

- Não incluir parênteses, contendo, em geral, detalhes do título ou do trabalho, pois, por estarem entre parênteses, são menos relevantes. Todas as explicações necessárias são incluídas no texto.

- Evitar abreviaturas, símbolos e siglas que não sejam de domínio comum e já consagrado pelo tempo e por seu uso frequente dentro da área do conhecimento do artigo.

- Não incluir citações nem culto à personalidade.

- Evitar palavras óbvias e subentendidas naturalmente, como "estudo", "avaliação", "pesquisa", "análise" etc., que geralmente são a primeira palavra do título.

2.2.3 Subtítulos

Os subtítulos são justificados somente se forem indispensáveis e contribuírem significativamente, despertando o interesse do leitor e direcionando aspectos cruciais encontrados no projeto. As diretrizes para os subtítulos são exatamente as mesmas estabelecidas para os títulos. Na literatura científica, a maioria dos subtítulos não apresenta informações relevantes e, portanto, são dispensáveis. Como exemplo desses subtítulos 'inúteis', citam-se "análise de 200 pacientes", "estudo retrospectivo", "casuística de uma instituição", "revisão de literatura", "relato de caso", "uma abordagem original" etc. Portanto, no geral, os subtítulos são dispensáveis.

2.2.4 Página de rosto

Página de rosto, também chamada folha de rosto ou frontispício, é conhecida em inglês como "página título" e constitui a primeira página do projeto. Essa página existe em todas as obras, seja literária, didática ou científica, e em cada uma delas possui uma formatação própria. No projeto científico, essa página deve seguir rigorosamente as normas determinadas pela instituição à qual se destina e que, em geral, informa todos os detalhes do projeto nos editais.

Se não houver norma definida para essa página, ela poderá ser feita como os autores desejarem, porém é recomendável conter:

- na parte mais alta e no meio da página, com letras maiúsculas, "PROJETO DE PESQUISA";

- na linha seguinte, coloca-se o título completo da pesquisa proposta, também com letras maiúsculas;

- na linha abaixo, escreve-se o nome do autor principal, de forma direta ou precedido por sua identificação: "Pesquisador responsável", "Pesquisador principal", "Candidato", "Estudante", "Autor" etc., de acordo com a finalidade do projeto. Esse nome também pode ser precedido por "Dr.", "Prof.", "Rev." etc., porém, essas qualificações não são vistas com simpatia pelos examinadores. Após o nome, podem ser incluídos aspectos relevantes do currículo, em, no máximo duas linhas. Como exemplo, "Mestre e doutor em Física, pesquisador do Instituto Oswaldo Cruz, Professor Associado da Universidade Federal do Rio de Janeiro, Bolsista 2 de Pesquisa do CNPq";

- Nas linhas seguintes, podem ser incluídos os nomes de outros participantes o projeto, como orientador, coorientador, equipe, etc. Se houver vários participantes, seus nomes serão escritos um por linha e, da mesma forma, como para o proponente, precedido de sua função e de aspectos relevantes do currículo, o mais resumidamente possível;

- Na linhas seguintes, escreve-se ao que o projeto se destina, por exemplo: "Projeto de trabalho para doutoramento e ingresso no Programa de Pós-graduação em Terraplanagem da UFMT" ou "Projeto de pesquisa apresentado à CAPES para obtenção de Bolsa de Pós-doutorado no exterior" ou "Projeto de trabalho docente para o ano 2023 no Departamento de Fisiologia da UFBA" ou "Projeto de pesquisa apresentado ao CNPq para a obtenção de recursos financeiros dentro da Chamada CNPq/MCTI/FNDCT N° 20/2023 – Universal".;

- Na linha seguinte, centralizado, coloca-se a cidade e o estado onde o projeto foi elaborado, seguido pelo ano, que também pode ser incluído como última linha dessa página.

Todas essas informações devem preferencialmente ser condensadas em uma única página. É crucial ressaltar que, se houver diretrizes específicas da instituição para a qual o projeto é destinado, conforme detalhado em editais ou outras formas de divulgação, elas devem ser integralmente seguidas, sem alterações ou acréscimos. Os editais não devem ser interpretados, mas sim estritamente executados em sua totalidade.

2.2.5 Resumo

Apesar de ser o primeiro tópico do texto, o resumo é escrito somente após a conclusão da redação do projeto e de suas revisões. O resumo também segue as normas divulgadas para sua confecção. Se não houver determinação de como ele deve ser elaborado, o proponente está liberado para escrevê-lo como desejar. Por ser um resumo, ele contém, de forma sumarizada, o mais importante do projeto, na mesma sequência do texto.

A redação do resumo, assim como de todo o texto é feita preferencialmente com os verbos no futuro ou infinitivo, pois o trabalho ainda será feito. Evitar os tempos presente e pretérito, exceto na parte inicial da Introdução, em que há referências à revisão bibliográfica.

2.2.6 Estrutura

Há duas maneiras de redigir um resumo: em tópicos ou em texto contínuo. A leitura em tópicos é mais fácil e clara, por eles serem escritos em separado.

Apesar de as duas maneiras serem adotadas, a mais utilizada é a estrutura dos tópicos em linhas separadas, sendo cada tópico iniciado pelo nome exato como está no texto, por exemplo, INTRODUÇÃO, OBJETIVO, MÉTODO. Caso haja outros tópicos, como RELEVÂNCIA e DISCUSSÃO, eles podem ser incluídos no resumo, na mesma ordem como está no texto. Referências bibliográficas, apêndices e anexos não fazem parte do resumo.

A Introdução é escrita em uma ou duas frases que mostrem a importância do assunto e a necessidade do trabalho a ser proposto. O Objetivo é escrito em uma única frase, que mostre o que se pretende obter com o trabalho a ser realizado. Muitas vezes, o objetivo é idêntico ao inserido no texto, após a introdução. O Método inicia com a apresentação das variáveis de forma resumida, porém detalhando seus aspectos relevantes. Segue neste tópico o protocolo a ser utilizado no trabalho. A última parte deste tópico é a análise estatística proposta para a avaliação dos dados que serão obtidos, bem como o nível de significância que os autores propuseram para a análise de seus resultados.

No resumo contínuo, a redação é quase a mesma. A diferença está em ele ser escrito como parágrafo único e os tópicos serem mencionados no início das frases. Como exemplo, escrevem-se "De acordo com a literatura, ...", "O objetivo deste projeto é...", "O método adotado será..." etc.

O resumo e as palavras-chave devem caber em uma única página, portanto, seu conteúdo não pode ser longo. Habitualmente, os resumos não ultrapassam 250 palavras em seu total, porém, aceitam-se até 300 palavras, se não houver restrição normativa. Vale reforçar que o projeto será lido em sua íntegra, assim, o resumo contém apenas o mais relevante de cada tópico. O único tópico escrito integralmente é o objetivo, sendo ele a parte mais importante do projeto.

A estratégia mais simples para redigir o resumo é extrair o essencial de cada tópico do texto original e reunir no resumo. É recomendável que o resumo seja lido em voz alta, preferencialmente na presença de outra pessoa, a fim de avaliar a clareza e se transmite as informações desejadas. Embora seja um resumo, a redação precisa ser cuidadosa, com uma linguagem científica, clara e objetiva, visando à compreensão e leitura agradável.

Concluída a redação do resumo, pode haver a necessidade de sua tradução para o inglês, de acordo com as normas determinadas pela instituição à qual o projeto se destina. Há ainda a possibilidade de exigir-se todo o projeto nos dois idiomas e, eventualmente, até mais idiomas, dependendo de seu objetivo. Nesse sentido, cabe rever os Aspectos Gerais da Redação Científica na Tradução ao idioma inglês. As recomendações desse tópico podem ser seguidas tanto para o resumo quanto para todo o texto. Tudo é relevante no julgamento de um projeto de pesquisa e os examinadores valorizam as características do candidato pela forma como redige, os cuidados com a ortografia e a acuidade com que traduziu o resumo para o inglês. Nessa tradução, mesmo que feita por outra pessoa, que conheça bem o idioma, os examinadores percebem a proficiência em línguas estrangeiras do candidato.

2.2.7 Palavras-chave

As palavras-chave, também conhecidas como conceitos-chave e unitermos, são termos que sintetizam o significado do contexto por meio de suas ideias principais. Cada palavra-chave pode ser escrita uma a três palavras.

Sua utilidade maior é na classificação dos textos em arquivos bibliográficos, catálogos, bases de dados e redes sociais. Por meio das palavras-chave, há o acesso aos dados publicados relacionados às ideias expressas por elas, incluindo os artigos científicos. As classificações de um texto são proporcionais ao número de palavras-chave que ele contém.

Assim como os demais tópicos dos projetos de pesquisa, a inclusão das palavras-chave depende do que foi divulgado pela instituição à qual eles se destinam. Se não for determinada a presença de palavras-chave, elas podem até deixar de ser incluídas sem prejuízo algum ao texto. A inclusão das palavras-chave segue normas determinadas. Elas são, em geral, escritas com a primeira letra maiúscula ou todas minúsculas, separadas por vírgulas ou pontos e vírgulas, porém outras apresentações também são utilizadas.

Algumas palavras-chave estão no título, nos objetivos e em outras partes essenciais do texto e do resumo. Em geral, são poucas as palavras, sendo estas capazes de sintetizar a ideia fundamental do projeto. Habitualmente, são incluídas entre quatro e oito palavras-chave no final do resumo ou como tópico independente, logo em seguida ao resumo.

2.3 Introdução

A introdução nos artigos científicos tem papel secundário, sendo a sua função apenas levantar a questão e direcionar o leitor para os objetivos do estudo. Por esse motivo, ela é curta, pois o essencial é o trabalho que foi realizado e o conhecimento gerado por ele.

Por outro lado, no projeto de pesquisa, não há trabalho algum feito nem conhecimento novo; há apenas a promessa de que será realizada uma pesquisa cujo resultado é imprevisível. Nesse contexto, a introdução do projeto é a única certeza e, com base nela, os examinadores poderão avaliar o conhecimento dos candidatos.

A introdução de um projeto de pesquisa mostra a capacidade de redação científica de seus autores e a sua cultura na área de conhecimento na qual pretendem trabalhar. Assim, a introdução precisa ser bem elaborada e redigida após estudo aprofundado do assunto. Cabe levantar toda a literatura dos últimos cinco anos e, se ela for escassa, estende-se o período para dez ou mais anos, sendo ela indispensável para escrever uma introdução adequada. O estudo da literatura fundamenta-se nos artigos científicos relevantes. Os livros didáticos são úteis para adquirir o conhecimento básico e geral sobre determinado assunto, porém eles são, na maioria das vezes, ultrapassados com vista aos avanços científicos, desde a sua publicação. As melhores fontes de obtenção das referências de um projeto de pesquisa são as bases de dados, nas quais estão listados os artigos publicados sobre determinado assunto.

Cada artigo deve ser lido lentamente e com muita atenção em seu conteúdo e também na sua forma de redação. A literatura científica valida a sentença "escreve bem quem lê muito", pois ela não depende do talento necessário para redigir obras literárias e até didáticas. O estilo da escrita científica é simples, uniforme e monótono, portanto, independe de talento. Na prática, o aprendizado para a redação científica é feito por meio do estudo de artigos publicados. Assim, na leitura das referências para o projeto obtêm-se todos os dados necessários para escrever uma boa proposta científica.

As ideias e os conteúdos dos artigos científicos pesquisados são a base da introdução, que é escrita pelos próprios autores e adequadamente referenciada em cada uma das frases. Copiar literalmente, mesmo que seja uma única frase de um artigo científico publicado, configura plágio e é considerado crime. Se os autores desejarem repetir um texto científico da forma como foi redigido, ele deve ser precedido pelo nome dos seus autores, ser escrito entre aspas e ser seguido pela identificação da fonte de onde foi copiado. A descoberta de um plágio elimina o candidato definitivamente, por ele perder sua credibilidade, tendo em vista ser a honestidade o requisito básico de todo pesquisador.

A citação de Nicolas Boileau Despréaux (1674) — *"Ce que l'on conçoit bien s'énonce clairement"* (aquilo que se conhece bem se exprime claramente) — deve ser considerada pelos autores do projeto científico. O projeto será escrito facilmente após os autores estudarem e compreenderem bem o assunto que será dissertado.

2.4 Características

A introdução do projeto de pesquisa deve ser abrangente, evitando ser prolixa ou redundante. A critério dos autores, a introdução pode ser estruturada em tópicos, facilitando tanto a redação quanto a compreensão. Essa subdivisão deve obedecer a uma lógica sequencial, a fim de facilitar a leitura e orientar os leitores em direção aos objetivos do trabalho proposto.

Na introdução, são incluídos os conhecimentos atualizados referentes ao tema de pesquisa, assim como uma avaliação crítica dos métodos existentes na literatura, realizada pelos autores. Uma introdução bem redigida evidencia o conhecimento adequado dos autores para conduzir o trabalho proposto. Em contrapartida, uma introdução que não mostre cultura na área de conhecimento específica da pesquisa proposta é um indício relevante de que seus autores não possuem competência para realizar o trabalho, o que, por conseguinte, pode levar à reprovação do projeto.

2.5 Abreviaturas

Na introdução é incluída a maior parte das abreviaturas utilizadas no texto. Várias palavras para definir determinado termo podem ser abreviadas por suas iniciais escritas em letras maiúsculas ou utilizando-se outras formas. As características das abreviaturas, das siglas e dos símbolos estão detalhadas no capítulo de Aspectos Gerais deste livro, mas cabe ressaltar que o número de abreviaturas criadas pelos autores especificamente para o texto proposto deve ser pequeno e com poucas letras em cada abreviatura, para facilitar sua memorização. A primeira vez em que a abreviatura e a sigla forem incluídas, esta será escrita entre parênteses e precedida por seu termo por extenso. Em seguida, será utilizada somente a abreviatura em todo o texto. A alternância do uso de abreviatura e de seu significado por extenso confunde o leitor.

Se uma mesma abreviatura for empregada tanto no resumo quanto no texto, é necessário explicá-la da mesma maneira em ambos os contextos. Habitualmente, o resumo é lido antes do texto; no entanto, a avaliação pode ser realizada sem a leitura prévia do resumo, o que poderia dificultar a compreensão da abreviatura. Incluir a explicação de uma abreviatura no título, a fim de evitar essa redundância no texto, é um equívoco que aumenta desnecessariamente o tamanho do título e pode torná-lo prolixo.

2.6 Referências no texto

A introdução é constituída pelo conhecimento existente sobre o assunto, portanto, ela é fundamentada na literatura existente, preferencialmente atualizada em anos mais recentes. Assim, todas as informações escritas na introdução devem ser referenciadas, de acordo com as normas determinadas pela instituição para a qual o projeto se destina. Caso não haja norma, os autores do projeto têm liberdade para referenciar os conhecimentos incluídos no texto como desejarem, desde que seja de uma forma lógica e uniforme.

Existem duas maneiras de incluir as referências no texto: por nome de autores ou por seu número nas referências bibliográficas, de acordo com sua entrada no texto. A inclusão por nome dos autores era a maneira utilizada até cerca de meio século atrás, quando ainda predominava o culto à personalidade. Quando o artigo da referência possui apenas um autor, inclui-se o último sobrenome desse autor, seguido pelo ano do artigo, de duas maneiras, conforme os exemplos: (Silva, 2022) ou (SILVA, 2022). Há ainda a possibilidade de incluir as referências entre colchetes, para não confundir com parênteses de informações secundárias ou números em fórmulas, incluídos no texto: [Silva, 2022]. Essa referência é colocada antes ou após a pontuação, no meio ou no da frase. A relação da referência com a pontuação não pode ser alterada no texto, ou é sempre antes ou sempre depois da pontuação.

Quando houver dois autores no artigo, ambos devem ser referenciados, conforme o exemplo entre parênteses ou colchetes: [Silva, Souza, 2022] ou [Silva e Souza, 2022] ou [Silva & Souza, 2022]. Caso haja mais de dois autores, que é o mais comum, a referência será [Silva, *et al.*, 2022] ou [Silva et al., 2022] ou [Silva e cols., 2022]. Se houver vários artigos referenciados, a sua citação pode ser [Silva, 2022; Souza & Pereira, 2018; Lima et al., 2019], com as variantes já mencionadas, incluindo os parênteses ou colchetes. Para o termo *et al.*, utilizado nas referências dos textos escritos em todos os idiomas, utiliza-se o itálico por ser a abreviatura das palavras latinas *et alii* (e outros), mas se aceita que essa abreviatura seja escrita sem letras itálicas. Já a abreviatura "e cols." (e colaboradores) tem uso restrito aos textos em português. O mais importante é manter a uniformidade das citações em todo o texto.

Há relativamente poucas revistas atualmente que ainda referenciam no texto por nome de autores, em razão do grande espaço que eles ocupam, além do risco de escrever esse nome de forma errada. Essa forma de referência também dificulta a leitura do texto, pois ele é interrompido pela inclusão dos autores e dificulta sua compreensão, obrigando a releituras do que vem antes e após a lista de autores no meio ou final das frases. Por esse motivo, a maioria das revistas adotou a referência no texto por números correspondentes aos números dos artigos nas referências bibliográficas.

Há mais de meio século, as referências bibliográficas incluíam os artigos por ordem alfabética dos sobrenomes dos primeiros autores e dentro do texto as referências seguiam a mesma numeração. Atualmente, há poucas revistas que ainda adotam essa ordenação das referências. A maior parte dos veículos de divulgação científica recomenda a numeração das referências em sua ordem de entrada no texto, sendo a primeira citação é número 1 e assim sucessivamente, com números consecutivos.

Os números das referências podem ser escritos, separados por vírgulas, entre parênteses (1,2,3) ou colchetes [1,2,3]. Quando há uma sequência de números, podem ser escritos o primeiro e o último número, separados por um traço [1–4,9,15]. Essas referências podem ser incluídas antes ou após as pontuações, desde que seja mantida a uniformidade. Há ainda a possibilidade de os números das referências serem incluídos em sobrescrito, antes ou após as pontuações, desta forma: [1,2,3] ou [(1,2,3)] ou, ainda, [1–4,9,15]. Reforçando que deve ser mantida a mesma forma de incluir as referências em todo o texto.

2.6.1 Citação de autoria

Existem citações relevantes que merecem ser destacadas na monografia. Sua inserção pode ser como texto contínuo entre aspas, ou, se escritas em idioma diferente ao do texto, em letras itálicas e traduzida ao idioma do texto, entre parênteses. Em todos os casos, as citações seguem ao nome de seus autores e à data em que foi publicada. No final do texto ou da frase, inclui-se o número de sua referência de acordo com a sua numeração nas referências bibliográficas. Se forem dois autores de onde foi retirado o texto, citam-se os dois autores, e se forem mais de dois autores, cita-se o sobrenome do primeiro autor seguido de *et al*. Como exemplos citam-se: "Segundo Apeles, Δεν μέρα χωρίς μια γραμμή (nenhum dia sem uma linha) [15]" ou "De acordo com Bertrand Russel (1961), 'Todo conhecimento é sob certas condições'"[49].

2.7 Objetivos

Todo trabalho científico é a busca de resposta a uma pergunta. Essa definição ampla inclui todas as propostas científicas, seja pesquisa, tese, planejamento didático ou administrativo, etc. Nesse sentido, o mais adequado é haver apenas um objetivo para cada projeto. Se houver mais de um objetivo, é preferível que sejam constituídos mais projetos, mesmo que os objetivos sejam relacionados. Na realidade, não existe projeto isolado, pois, dentro de seu contexto, são encontrados diversos trabalhos, concluídos, em andamento e previstos. Dessa forma, são criadas as linhas de pesquisa, os gêneros artísticos e as escolas didáticas, entre os muitos outros conjuntos em todas as áreas do conhecimento.

Um projeto pode conter, além do objetivo principal, objetivos secundários e, dependendo de sua relevância, durante o trabalho, um objetivo a princípio secundário pode tornar-se principal. No transcorrer do trabalho, um fato ou resultado imprevisto pode destacar-se e tornar-se mais importante do que os objetivos iniciais. Dependendo de sua importância, o trabalho pode ser alterado, tornando esse achado relevante ao novo objetivo do trabalho, mudando o foco da pesquisa.

Se houver mudança de projeto, ela deve ser comunicada à instituição à qual o projeto inicial foi apresentado e solicitar sua autorização. Em geral, a permissão para essa mudança é concedida sem dificuldade, desde que haja justificação, com a apresentação de um novo projeto. Fazendo parte da mesma linha de pesquisa, não é necessária nova submissão ao comitê de ética, a menos que haja a inclusão de agressões a seres humanos ou animais e riscos sociais ou ambientais não previstos no projeto anterior.

A proposta de vários objetivos dentro de um único projeto pode confundir sua condução. À semelhança de uma equação de primeiro grau, se houver mais de uma incógnita, a equação torna-se insolúvel. Mesmo projetos avançados e aparentemente mais complexos devem visar a um objetivo claro, para seus autores serem capazes de conduzir o trabalho adequadamente.

O objetivo é a questão para ser solucionada pelo trabalho proposto e seus resultados conduzem a uma resposta que constitui a conclusão da pesquisa. Portanto, para cada objetivo do projeto, haverá uma conclusão correspondente ao final do trabalho.

O trabalho pode sofrer interveniências em seu transcurso. Mesmo assim, ele deve ser conduzido até o seu final, independentemente de os resultados obtidos e de sua conclusão serem diferentes do esperado. Trabalho científico algum tem compromisso com o resultado, pois se ele já tiver sido conhecido, não se justifica a proposta da pesquisa. O mais importante é realizar o trabalho de forma correta e honesta, seguindo o método proposto.

2.8 Relevância

A inclusão deste tópico, também denominado Importância e, no idioma inglês, *Highlights,* dentro do projeto pode ser recomendado pela instituição e, nesse caso, torna-se obrigatório. Caso essa obrigatoriedade não exista, cabe aos autores decidirem por incluir este tópico ou torná-lo parte da introdução, como parágrafo que precede ao objetivo.

A relevância evidencia a importância e a necessidade de realizar o trabalho proposto. Destaca-se neste tópico o estado atual do conhecimento no tema proposto e como este trabalho poderá contribuir para o progresso na área ao qual pertence. Ressalta-se ainda sua importância para a sociedade, para os próprios pesquisadores e para as instituições às quais pertencem. Dependendo dos resultados a serem obtidos, há a possibilidade de prosseguir em linha de pesquisa apontando prováveis trabalhos futuros.

O tópico Relevância pode ser redigido em um texto contínuo ou em itens separados, com frases isoladas (*Highlights*) que enfatizem cada um dos enfoques mencionados. O estilo de apresentação deste tópico, se não for predeterminado, ficará a critério dos autores.

2.9 Método

O título deste tópico deve ser escrito exatamente como estiver recomendado nas normas da instituição à qual o projeto será submetido. Alguns regulamentos recomendam títulos diferentes no Resumo e dentro do texto. O nome desse tópico é variado, podendo ser escrito no singular ou no plural. Há, ainda, a possibilidade de acrescentar a palavra Material, no singular ou plural, antes de Método. Essas duas palavras podem estar no singular ou no plural e há também a possibilidade de uma estar no singular e a outra no plural. Em algumas normas, a palavra Material é substituída por Paciente(s) ou Casuística quando o estudo for feito em humanos, e por Animais, quando for experimental. Ressalta-se que o termo "experimental" se refere ao trabalho feito em animais.

Esse tópico pode ser único, em texto contínuo, ou subdividido em parágrafos, com ou sem subtítulos, como Ética, Desenho, Protocolo, Pacientes, Casuística, População, Animais e Cuidados, Material, Instrumentos, Exames, Estatística, etc.

Antes de escrever o método, há a necessidade de estudar com atenção o maior número de trabalhos semelhantes ao proposto dentro da mesma linha de atuação. Serão encontrados métodos variados para alcançarem objetivos parecidos. Após a leitura crítica da literatura específica e com enfoque maior nos artigos recentes, será tomada a decisão pelo método a ser proposto, levando em conta:

- a qualificação da equipe de trabalho e a capacidade para realizar todo o trabalho;
- o limite de conhecimento e de tempo dos membros da equipe e dos parceiros para dedicarem-se ao trabalho;
- a infraestrutura da instituição onde o trabalho será realizado;
- os equipamentos e o material de consumo disponíveis e necessários ao trabalho;
- os recursos financeiro possíveis de serem obtidos para a aquisição de equipamentos, material de consumo e serviço de terceiros para a realização da pesquisa etc.
- a disponibilidade de pessoas ou animais em número suficiente e com as características necessárias aos objetivos do trabalho que envolva seres vivos;
- apoio da instituição ao trabalho a ser realizado;
- parceria com instituições e pessoas capacitadas para auxiliarem na condução do trabalho;
- cronograma para a realização da pesquisa dentro do prazo estabelecido, contando com os imprevistos.

Caso o projeto se assemelhe a trabalhos já publicados, os autores poderão utilizar os métodos deles como base para sua proposta. Ressalta-se que o trabalho proposto poderá ser muito parecido com outro da literatura, porém jamais copiar um método publicado, configurando plágio e sendo, portanto, motivo para exclusão do projeto. A redação poderá ser semelhante à de artigos da literatura, porém jamais idêntica.

O método deve ser escrito detalhadamente em todas as suas etapas, de maneira que, se algum leitor desejar repetir o experimento proposto, tenha todos os dados necessários para realizá-lo. Conforme mencionado em tópicos anteriores, todo projeto pode sofrer alterações, no entanto, essas mudanças não devem ser previstas no projeto, uma vez que são imprevisíveis.

Os autores devem convencer os examinadores de que o projeto é factível e a equipe está preparada para realizá-lo com os recursos disponíveis dentro do prazo compromissado. Cabe lembrar novamente que todos os consultores e examinadores de projetos possuem experiência e, ao identificarem que o trabalho proposto está além da realidade do proponente, de sua equipe e da instituição onde pretende ser realizado, ele poderá ser reprovado. Portanto, todo o projeto deve levar em conta a realidade de seus autores e não mostrar propostas ilusórias nem sofisticadas. Em ciência, busca-se a simplicidade.

2.10 Aprovação por Comitê de Ética

Quando o trabalho proposto incluir humanos e animais, o primeiro parágrafo do método descreve a submissão do projeto ao comitê de ética em pesquisa humana ou em animais, de acordo com o tipo de trabalho. Explicita-se que o trabalho somente se iniciará após ser obtida a aprovação do comitê. Pesquisas com humanos incluem, nesse parágrafo, o consentimento livre e esclarecido, a ser solicitado às pessoas que vierem a ser estudadas e a forma como esse consentimento será obtido. O documento referente a esse consentimento é detalhado, com linguagem simples e coloquial, para ser compreendida pelos voluntários da pesquisa. Esse consentimento é apresentado em sua integralidade no apêndice após as referências bibliográficas. O comitê de ética avaliará esse documento com muita atenção, portanto, ele precisa ser bem redigido.

Apesar de todos os comitês de ética legalmente constituídos e aprovados pelo Ministério da Saúde, por meio do Conselho Nacional de Saúde e da Comissão Nacional de Ética em Pesquisa, terem a capacidade de validar projetos de pesquisa envolvendo seres humanos e animais, é recomendado que os autores submetam seus projetos ao comitê de ética da instituição onde a pesquisa será conduzida. Esse procedimento visa prevenir dificuldades burocráticas relacionadas à legitimidade. Comitês de ética de outras instituições são aceitáveis apenas se a instituição onde o trabalho será realizado não possuir um comitê de ética próprio.

Realizar um trabalho envolvendo seres humanos e animais sem a prévia aprovação do comitê de ética constitui um ato criminoso. Caso haja algum efeito adverso em decorrência do trabalho e os autores não possuírem essa aprovação, eles serão severamente punidos tanto pela instituição quanto pela justiça comum, representando a sociedade. Além disso, nenhum trabalho será aprovado para defesa, publicação, participação em concursos ou para prestação de contas sem a posse desse documento, independentemente de sua qualidade.

Projetos apresentados com a aprovação prévia do comitê de ética tendem a receber avaliações mais favoráveis em comparação aos projetos que ainda não possuem esse documento. Além disso, pode ser estabelecida a exigência de aprovação pelo comitê de ética para todos os projetos. Essa norma é pertinente, uma vez que a obtenção dessa aprovação pode ser um processo demorado, o que pode afetar negativamente o cronograma planejado. Adicionalmente, existe a possibilidade de o projeto não ser inicialmente aprovado pelo comitê de ética, o que pode obrigar os pesquisadores a realizarem modificações no trabalho proposto e submetê-lo para uma nova análise pelo comitê de ética, o que pode causar ainda mais atrasos no início da pesquisa.

Se o projeto fizer parte de uma linha de trabalho previamente aprovada por comitê de ética, é possível utilizar esse documento para embasar a nova pesquisa. É importante ressaltar que a data de aprovação desse documento é anterior à do projeto atual, pois está relacionada a trabalhos realizados e publicados anteriormente. Dessa forma, ao submeter uma nova proposta com documentos antigos, é essencial explicar, dentro do capítulo de introdução do projeto atual, a conexão com os trabalhos anteriores, devidamente referenciados.

2.10.1 Características dos comitês de ética

Os comitês de ética em pesquisa foram criados ao final da Segunda Guerra Mundial com o objetivo de prevenir a ocorrência de estudos criminosos, semelhantes aos realizados pelos nacionalistas alemães. Não resta dúvida de que a quase totalidade das pesquisas feitas em humanos e animais tem por objetivo beneficiar a vida e a saúde e é realizada por pesquisadores responsáveis e que respeitam os seres vivos. Entretanto, mesmo com as melhores intenções por parte dos pesquisadores, existe o risco de causar sofrimento e até mesmo morte decorrente da pesquisa, muitas vezes sem que os próprios pesquisadores percebam. Por esse motivo, todas as propostas de trabalhos com seres vivos precisam de avaliação por comitês de ética, constituídos por pesquisadores experientes e membros da sociedade, que possuem uma visão crítica do trabalho científico, isenta das influências emocionais dos pesquisadores, que podem não perceber danos decorrentes de sua atuação.

Ainda nesse sentido, na cidade de Nüremberg, na Alemanha, onde foram julgados parte dos criminosos de guerra alemães, o mesmo tribunal criou, em 1947, o Código de Nüremberg com dez leis que devem ser seguidas por todos os pesquisadores que estudam seres humanos. Nessas leis está incluído o consentimento voluntário por parte de quem será pesquisado. Posteriormente, a Associação Médica Mundial reuniu representantes de todos os países participantes dela na cidade de Helsinque, na Finlândia, em 1964, para discutirem a Ética em Pesquisa e redigiram um documento denominado Declaração de Helsinque, que norteia os comitês de ética e todos que realizam pesquisa em seres humanos. Representantes da Associação Médica Mundial continuam a reunir-se a cada quatro anos para revisar esse documento, que se manteve com o nome da Declaração de Helsinque. Além desses dois documentos mencionados, cada país criou leis próprias com vista às pesquisas em humanos, para evitar riscos de sofrimento e morte para os voluntários que participam de pesquisas. No Brasil, essas leis estão vinculadas ao Ministério da Saúde.

2.10.2 Consentimento livre e esclarecido

Todas as pesquisas envolvendo seres humanos devem incluir o consentimento informado daqueles que serão estudados. Mesmo em casos envolvendo crianças e indivíduos com incapacidade mental, é crucial fornecer informações claras, utilizando linguagem apropriada e quaisquer recursos necessários para garantir a compreensão completa do que está sendo comunicado. Para pessoas com deficiência visual e analfabetas, o consentimento é lido em voz alta, empregando uma linguagem adequada, e quaisquer dúvidas são esclarecidas. Indivíduos com deficiência auditiva se comunicam por escrito, sendo esclarecidos pelos pesquisadores de maneira apropriada. Esse esclarecimento é detalhado em todos os possíveis prejuízos aos participantes, incluindo custos para locomoção, perda de tempo, ausência em outras atividades, retirada de sangue para exames, exame por imagem, administração de medicamento, procedimento cirúrgico, etc.

Além dos esclarecimentos relacionados à pesquisa em si, as pessoas são informadas da possibilidade de sua negativa em participar da pesquisa, sem perda alguma para elas sob aspecto social, familiar, profissional ou de saúde. Sua inclusão é totalmente voluntária, portanto, somente se elas desejarem participar do estudo por vontade própria, podendo abandonar o trabalho quando desejarem. Esse aspecto é respeitado inclusive com relação a crianças e pessoas com deficiência mental, pois elas têm capacidade para manifestarem-se, independentemente de seus pais ou representantes legais.

Esse documento é redigido de forma simples com palavras do vocabulário leigo, para que todas as pessoas possam compreender o que está escrito. A única parte desse consentimento que pode conter palavras de difícil compreensão para o leigo é o título, ainda assim, ele é explicado por escrito em linguagem comum dentro desse documento. Esse consentimento contém os objetivos do trabalho, a forma como serão obtidos os dados e as vantagens sociais, profissionais e da saúde que, dependendo do que for encontrado, contribuirão para o progresso científico.

Caso haja despesa com transporte, os pesquisadores arcam com os custos necessários a esse fim. Se os voluntários tiverem que permanecer em jejum para sua participação na pesquisa, os pesquisadores fornecem-lhes alimentação e líquido ao final da participação. Essas despesas dos pesquisadores constam explicitamente desse documento e podem ser inseridos no orçamento do projeto.

Esse consentimento tem valor legal e deve ser datado e assinado na frente do voluntário por pelo menos um dos pesquisadores, e datado e assinado pela própria pessoa pesquisada ou por seu representante legal. As pessoas analfabetas colocam sua marca digital no espaço da assinatura. Abaixo das assinaturas constam os nomes do pesquisador e do voluntário, com os números de seus documentos de identidade. Habitualmente, não são incluídas assinaturas de testemunhas, a menos que haja desejo dos pesquisadores ou solicitação dos voluntários.

O consentimento livre e esclarecido é incluído no projeto de pesquisa como um apêndice, podendo ser posicionado logo após as referências bibliográficas ou após o documento de aprovação pelo comitê de ética.

2.10.3 Compromisso em relação aos animais

Até a segunda metade do século XX, não existiam restrições significativas ao uso de animais na pesquisa científica. Animais de diversas espécies eram usados indiscriminadamente, sendo a disponibilidade e os custos financeiros para a aquisição e manutenção os principais limitantes. Desde o século XIX, tanto humanistas quanto pesquisadores, de maneira isolada, tentaram conter os abusos praticados contra os animais em nome da ciência e do ensino, porém sem sucesso. Foram criadas normas e até leis em diversos países, incluindo o Código de Nüremberg e as Declarações de Helsinque, para controlar o sofrimento que era imposto aos animais, sendo todas elas impunemente desobedecidas. Somente quando surgiram grandes organizações protetoras dos animais, com poder político, social e de comunicação, o uso científico correto de animais foi de fato normatizado e reduziu-se a sua inclusão nos Ensinos Médio e Superior na área da Saúde.

No Brasil, somente na década de 1980 começou a preocupação ética com animais. O Código de Ética Médica (Resolução CFM nº 1.246/88), estabeleceu no Capítulo VIII — Da Pesquisa em Farmacologia, em seu artigo 52: "Os estudos devem ser planejados de maneira a obter o máximo de informação, utilizando o menor número possível de animais e devendo ser utilizado igual número de machos e fêmeas. Estudos pré-clínicos devem ser realizados em três espécies de mamíferos, sendo pelo menos uma de não roedores. Os animais devem pertencer a linhagens bem definidas, evitando cepas com características genéticas especiais". Posteriormente, a Lei Arouca — Lei nº 11.794, de 8 de outubro de 2008 —, no inciso VII do § 1º do art. 225 da Constituição Federal, regulamentou o uso científico de animais e, em 7 de agosto de 2019, o Plenário do Senado aprovou o Projeto de Lei que afirma que "os animais não poderão mais ser considerados objetos".

Por falta de lei que defina o uso de animais na pesquisa e no ensino, normas têm sido criadas pelos comitês de ética em pesquisa animal, de acordo com o entendimento de seus membros e estudos em legislações e normas de outros países. Contudo, todos os projetos científicos vinculados ao uso de animais somente podem ser realizados após sua aprovação por comitê de ética em pesquisa animal, preferencialmente da própria instituição onde é realizado o trabalho. À semelhança dos comitês de ética em pesquisa humana, todos os comitês de ética em pesquisa animal possuem igual valor desde que sejam legalmente constituídos. Portanto, o importante é obter a aprovação de um comitê, independentemente de sua relação com a instituição de pesquisa. Em geral, a disponibilização de animais para pesquisa e os cuidados dispendidos a eles em biotérios somente são permitidos após a aprovação comprovada do projeto pelo comitê de ética.

2.10.4 Submissão do projeto ao Comitê de Ética

Todos os projetos que incluam humanos e animais devem ser redigidos detalhadamente, mostrando todos os aspectos de cada etapa do trabalho em vivos, para pesquisadores de outras áreas e membros da sociedade, que fazem parte do comitê de ética. Os desconfortos e riscos à saúde são previsíveis e precisam ser todos incluídos no projeto, indicando sua dimensão e as condutas a serem tomadas caso ocorram. Para realizar um bom projeto, seus autores precisam estudar as leis e normas que envolvam pesquisas em humanos e em animais, de acordo com cada projeto. Itens relevantes dessas leis e normas podem ser incluídos no projeto, relacionando-os com as diversas etapas da pesquisa. A redação deve ser em linguagem compreensível para quem não é da área de conhecimento da pesquisa e para leigos.

Em geral, toda pesquisa científica submetida a comitês de ética é devolvida aos pesquisadores com questionamentos sobre o estudo. É imprescindível responder minuciosamente a todas as perguntas, e quando apropriado, incluir referências bibliográficas que fundamentem as respostas Cabe ressaltar que, apesar de haver pesquisadores nos comitês, eles não possuem conhecimentos específicos relacionados a todos os projetos submetidos, portanto, suas dúvidas precisam ser esclarecidas adequadamente.

Se forem solicitadas alterações no projeto, cabe aos autores analisar cuidadosamente a sua pertinência. Frequentemente, essas mudanças podem aprimorar o projeto e contribuir para a realização de um trabalho mais adequado. Entretanto, se as modificações solicitadas decorrerem de um possível desconhecimento por parte dos membros do comitê, os autores devem responder de maneira respeitosa e esclarecer, de forma clara e apropriada, os motivos pelos quais as mudanças propostas não podem ser aceitas. Respostas inadequadas podem levar à reprovação do projeto pelo comitê, o que poderia exigir que os pesquisadores busquem outra avaliação do comitê de ética ou até mesmo abandonem o trabalho.

A aprovação do comitê de ética é para o projeto de pesquisa, não para o trabalho realizado e que será publicado. Portanto, pode-se utilizar a aprovação de um projeto para a realização de mais trabalhos relacionados entre si dentro de uma mesma linha de pesquisa.

2.11 Características do estudo

Este tópico é também conhecido pelo nome de Desenho do Estudo ou Desenho da Pesquisa, com base no termo em inglês e que não tem o mesmo significado em português. Não há desenho algum, evidentemente, mas uma descrição sumária e geral da estrutura da pesquisa, tendo em vista a sua descrição minuciosa é incluída no Protocolo Detalhado do Trabalho. Nas características da pesquisa apresenta-se o tipo de estudos proposto, que pode ser qualitativo, quantitativo, analítico, descritivo, correlacional, coorte, aleatorizado (não randomizado, que é anglicismo), hipotético, clínico, epidemiológico, análise de caso(s), experimental, prospectivo, retrospectivo, longitudinal, transversal, regressão (múltipla, contínua ou descontinuada), levantamento de literatura, duplo ou múltiplo desconhecido (inapropriadamente conhecido como duplo ou múltiplo cego), etc. Cada projeto pode estar fundamentado em uma ou várias dessas características. Caso não exista determinação da instituição para esse tópico constar no projeto, sua inclusão depende de decisão dos autores.

Os parágrafos do Método devem guiar os leitores por um raciocínio lógico e sequencial das etapas a serem realizadas. Evita-se redigir de forma dispersa sobre uma parte específica do método, mesmo que esta se repita em diferentes etapas. Nesses casos, descrevem-se as múltiplas etapas de maneira completa e indica-se que a parte repetida foi previamente descrita, sem a necessidade de uma nova explicação. A organização do método é essencial para que o leitor compreenda plenamente como o trabalho será conduzido e possa replicá-lo. Parte superior do formulário

2.11.1 Variáveis da pesquisa

A primeira parte do trabalho em si a ser realizado é determinar as variáveis com as quais a pesquisa será realizada. Dependendo da área do conhecimento e do objetivo do trabalho, elas podem ser humanas, populacionais, animais, livros, bibliotecas, gêneros de determinada arte, uma constelação etc. Absolutamente tudo pode ser variável de estudo, dependendo do interesse dos pesquisadores. O termo "variável" é o mais adequado, pois tudo é, de alguma maneira, inconstante e caracteriza adequadamente o dado a ser estudado.

2.11.2 Critérios de inclusão

A variável a ser estudada precisa ser caracterizada o mais detalhadamente possível, especificando, dentro do grupo ao qual pertence, exatamente quem ou o que será pesquisado.

Há editais que incluem critérios de exclusão, termo esse muitas vezes utilizado de forma inapropriada. Somente serão incluídas as variáveis que já foram consideradas pelos critérios de sua inclusão. Obviamente que todo o restante não enquadrado nesses critérios não será incluído, pois não faz parte do foco desse estudo. Portanto, não há necessidade de um tópico para "não inclusão", pois os critérios expostos na "inclusão" eliminam por si quem ou o que não estiver nessas normas.

2.11.3 Exclusão

A exclusão será realizada apenas das variáveis que tenham sido previamente incluídas, uma vez que não há exclusão de indivíduos ou elementos que estão fora do escopo da pesquisa. Assim, criar um tópico intitulado "critérios de exclusão" para listar quem ou o que não será incluído não é pertinente. Em algumas situações, partes das variáveis originalmente incluídas podem ser excluídas do trabalho. Essa exclusão pode ocorrer por vontade própria, como no caso de um voluntário que desiste de participar do estudo. Outra possibilidade é quando a variável deixa de apresentar as características necessárias para continuar na pesquisa, por exemplo, em um estudo sobre um tipo específico de rocha, caso se descubra, durante a pesquisa, que uma das rochas possui minerais diferentes, o que a desqualifica para o propósito do estudo.

Dependendo do tipo de trabalho, as variáveis que forem excluídas, somente se tiverem importância, poderão continuar a ser consideradas e, nesse caso, serão mencionadas nos resultados e na discussão como excluídas, explicando os motivos da exclusão. Outra possibilidade é a substituição das variáveis excluídas por outras que atendam aos critérios de inclusão e, nesse caso, não há necessidade de serem mencionadas, pois o número de variáveis permanecerá o previamente determinado. Mencionar variáveis sem importância para o resultado do trabalho e que foram excluídas é prejudicial, pois confundirá o raciocínio do leitor quanto ao real número de variáveis pesquisadas.

2.11.4 Número de variáveis

O número de variáveis da pesquisa pode ser determinado desde o início ou ser mantido em aberto, quando não se souber quantas serão incluídas no trabalho. Esse número será determinado pelo tempo proposto para a inclusão dos dados na investigação ou pelo número de variáveis com as características desejadas encontradas na amostra a ser estudada. Ao final da busca, será definido no método o número de variáveis incluídas no estudo e relatado no artigo publicado. Na descrição do Método, será mencionado apenas o número real e final de variáveis utilizadas no trabalho e não as pesquisadas ou desejadas, mas que por diversos motivos não serão incluídas.

2.11.5 Protocolo detalhado do trabalho

Em protocolos antigos, havia divisão entre materiais e métodos. Nos materiais, eram listadas as variáveis a serem estudadas, os equipamentos, os materiais de consumo etc. com todas as características de cada um deles, à semelhança das listas de ingredientes para uma receita culinária. Atualmente, não se utiliza mais essa redação em separado, mesmo quando o título do tópico é Material e Método. A caracterização detalhada das variáveis dos equipamentos e dos demais materiais utilizados é mencionada durante a redação do Método proposto. O mais importante é detalhar todas as etapas do estudo, de forma clara e pormenorizada, para serem compreendidas com facilidade pelos leitores e serem reproduzidas.

2.11.2.1 Caracterização das variáveis

Todas as variáveis a serem estudadas precisam ser especificadas, explicando a importância das escolhas propostas e mostrando os limites dentro dos quais as variáveis serão mantidas. Frequentemente, os trabalhos científicos são comparativos e as variáveis são separadas por grupos com características próprias, que também são particularizadas, para não haver dúvida quanto ao grupo no qual cada variável será incluída. A denominação dos grupos será por números arábicos, grupo 1, grupo 2, e assim por diante. Se houver subdivisões dentro dos grupos, elas poderão ser nomeadas com números, grupo 1.1, grupo 1.2 etc. e essas subdivisão podem ainda ser subdivididas indefinidamente, dependendo do estudo, subgrupo 1.2.1, subgrupo 1.3.1.2, subgrupo 1.1.4.2.1 etc.

Outra possibilidade é subdividir os grupos alternando números e letras, de preferência maiúsculas, subgrupo 1A, subgrupo 1B, subgrupo 1C2, subgrupo 1B3A. Quando a subdivisão utiliza apenas números, esses números devem ser separados por pontos, para facilitar a leitura e não confundir com números maiores, 1.4 é subdivisão, enquanto 14 é um número. Já a alternância entre números e letras não é separada por pontos. Não há norma para as subdivisões dos grupos, portanto, cabe aos autores do projeto a forma de sua apresentação.

Reforçando o conceito de que cada trabalho científico deve buscar a resposta a uma única pergunta, é preferível haver um único objetivo. Nesse sentido, a separação dos grupos precisa ser por uma única característica que será diferente de acordo com o grupo. A utilização de várias características para especificar os grupos tornará o trabalho confuso e de difícil interpretação, ao tentar buscar qual das características foi a responsável por determinado resultado. Para melhor compreensão, seguem dois exemplos:

- grupo 1 – 40 homens com idade entre 21 e 40 anos;
- grupo 2 – 40 homens com idade entre 41 e 60 anos;
- grupo 3 – 40 homens com idade entre 61 e 80 anos.

Os grupos do segundo exemplo;

- grupo 1 – 40 homens com idade entre 21 e 40 anos, com a cor da pele negra e provenientes de Porto Seguro;

- grupo 2 – 40 homens com idade entre 41 e 60 anos com a cor da pele parda e provenientes de Belo Horizonte;

- grupo 3 – 40 homens com idade entre 61 e 80 anos com a cor da pele branca e provenientes de São Paulo.

Suponha que o objetivo da pesquisa seja avaliar qual grupo tem velocidade maior em uma corrida de mil metros e que o resultado tenha sido o grupo 1. No primeiro exemplo, torna-se evidente que os homens mais jovens desenvolvem uma velocidade maior em corrida. Entretanto, não há como interpretar o mesmo resultado no segundo exemplo, pois o melhor resultado do grupo 1 pode ser por causa da idade mais jovem, ou por serem homens de pele negra, ou por serem proveniente de cidade à beira-mar, ou por serem provenientes de cidade com baixa altitude em relação ao nível do mar, ou por serem de cidade menos poluída, ou, ainda, por combinação de vários desses fatores. Imagine-se também se em vez de haver como objetivo apenas a velocidade em corrida, fosse acrescido um segundo objetivo, como renda financeira familiar. Nesse caso a dificuldade de interpretar os resultados torna a conclusão do trabalho de pouca credibilidade, pois a interpretação dos leitores poderá ser diferente da apresentada pelos autores e também diferente entre si, tirando o mérito científico da pesquisa.

Mesmo não sendo critério de divisão dos grupos todos os homens possuem uma cor da pele, são provenientes de uma região com determinada altura em relação ao nível do mar e possuem uma renda financeira familiar, além de muitas outras características. Entretanto, por não fazerem parte da característica dos grupos, esses parâmetros estarão aleatoriamente presentes em todos os grupos, evitando que se tornem fatores intervenientes nos resultados.

Esses dois exemplos reforçam a importância de ter apenas um objetivo em cada trabalho científico, assim como uma característica única que diferencie os grupos comparados. A presença de múltiplas características dificulta a avaliação dos resultados, e objetivos múltiplos podem interferir uns nos outros, tornando a análise do resultado ainda mais desafiadora.

2.12 Questionários

Diversos tipos de pesquisa, a exemplo das epidemiológicas são fundamentadas em questionários respondidos, por voluntários, instituições e representantes de todos os tipos de entidade que contenham variáveis de interesse ao trabalho proposto, em qualquer área do conhecimento. Em geral, utiliza-se apenas um questionário diretamente relacionado aos objetivos do trabalho, porém não há limite quanto ao número de questionários, desde que os dados a serem obtidos estejam vinculados ao mesmo objetivo. Não é incomum que seja aproveitada a oportunidade da aplicação de um questionário relacionado a determinado objetivo e haja o acréscimo de outros questionários ou de perguntas suplementares no mesmo questionário, para objetivos diferentes e que resultarão em mais trabalhos científicos distintos. Até um mesmo questionário pode trazer dados que possam ser utilizados para várias pesquisas diferentes, lembrando que o recomendável é cada uma delas ter apenas um objetivo.

Os questionários podem ser criados pelos autores do projeto ou serem utilizados questionários já estabelecidos na literatura e validados para determinada investigação por instituições credenciadas e com credibilidade científica específica para esse fim. Há ainda trabalhos científicos que têm por objetivo validar questionários para serem utilizados em diversas pesquisas. A utilização de questionários já estabelecidos e aprovados cientificamente, conferem ao projeto credibilidade maior, reduzindo as críticas ao método escolhido. Os autores podem livremente modificar questionários validados, mudando ou acrescentando perguntas que atendam aos objetivos do trabalho. Nesse caso, informa-se o nome do questionário e acrescenta-se que foi modificado pelos autores da pesquisa.

Outra possibilidade é confeccionar um questionário completamente novo, tendo-se o cuidado de incluir questões cujas respostas atendam a todos os aspectos relacionados ao objetivo proposto. As questões precisam ser diretas, de fácil compreensão e de resposta curta, preferencialmente em uma a três palavras, para evitar dificuldade em sua interpretação. Respostas longas são indício de perguntas mal formuladas. Os questionários devem ser feitos com muito cuidado e, de preferência, com o auxílio de profissionais experientes no tema a ser pesquisado. Mesmo após a conclusão do questionário, ele deve ser revisto várias vezes, por vários especialistas no assunto e com intervalo de tempo entre as revisões antes de ser aplicado. A coleta de dados é um processo trabalhoso e demorado, portanto, é preferível evitar que, ao final da pesquisa seja verificado que uma informação importante tenha deixado de ser obtida ou que outra não possa ser interpretada. As questões têm que ser formuladas de maneira às respostas serem tabuladas, permitindo a soma de respostas iguais e obterem-se resultados analisáveis estatisticamente. As respostas aos questionários já estabelecidos na literatura são, em geral, facilmente tabuladas.

Todos os questionários devem ser incluídos por completo no projeto para serem facilmente examinados, sem a necessidade de recorrer-se à literatura. Em geral, esses questionários são transcritos após as Referências Bibliográficas. Se os questionários forem criados pelos autores do projeto, eles farão parte dos apêndices, pois são parte do trabalho dos autores. Caso sejam utilizados questionários existentes na literatura, eles são incluídos como anexos, pois seus autores não fazem parte do projeto. Todos os questionários da literatura, mesmo se modificados devem ser referenciados no texto pelo nome como são conhecidos e com o número correspondente à sua referência original, seja em artigo científico ou em livro. Sua identificação completa é incluída nas referências bibliográficas.

2.13 Equipamentos, reagentes e drogas

Todos os equipamentos, aparelhos, dispositivos, reagentes, drogas etc. que serão utilizados no trabalho são completamente especificados por seu nome científico, comercial, incluindo a indústria que os produziu, lote, cidade e país. Essas informações são essenciais, pois resultados diferentes podem ser obtidos com equipamentos similares e reagentes e drogas produzidos por indústrias diferentes mesmo tendo o mesmo nome científico. Como exemplos, mencionam-se:

Aparelho de Gama-câmara com dois detectores e colimador divergente – "GamCam®" Indústria de Equipamentos GreyGold Inc. Ltda., Cuiabá, Brasil.

Cloreto de cálcio di-hidratado P.A. – Código 100032023291 – Química Universitária, Florianópolis, Brasil.

Prednisona (Predniphon®) – 20 mg – Laboratório PhonPharmaceutics, Vitória, Brasil.

Outros materiais, instrumentos, dispositivos, substâncias, etc. com especificações de fabricante e características próprias também são incluídos detalhadamente no texto, entre parênteses, somente na primeira vez em que forem escritos. Caso haja referências na literatura sobre seu uso e suas especificações, os artigos ou livros são incluídos nas referências bibliográficas, com citação no texto. Aparelhos, instrumentos, dispositivos, soluções, etc. que forem criados pelos autores e incluídos para auxiliar na pesquisa são descritos detalhadamente, para que possam ser reproduzidos, a menos que estejam patenteados e, nesse caso, cita-se o registro da patente ou a sua referência bibliográfica, se já tiverem sido publicados.

2.14 Cálculos estatísticos

Os dados obtidos são reunidos em tabelas, de acordo com sua classificação no protocolo da pesquisa. Em seguida, eles serão avaliados estatisticamente, por meio de cálculos determinados por testes específicos.

Todos os pesquisadores que se propõem a realizar um trabalho científico devem ter conhecimento adequado de estatística para proporem os testes corretos aplicados ao projeto e serem capazes de fazer os cálculos acertadamente. Entretanto, a maior parte dos autores de projetos de pesquisa possui experiência na área de conhecimento da proposta, porém não sabem como analisar os dados que vierem a ser obtidos. Assim, e por não desejarem aprender estatística, esses autores recorrem a estaticistas ou pesquisadores com experiência em estatística para auxiliá-los nessa parte da pesquisa.

A análise estatística constitui o último parágrafo do tópico Método e deve ser escrita com detalhes suficientes para mostrar a quem analisar o projeto que os dados a serem obtidos serão submetidos a testes estatísticos corretos e seu cálculo será adequado para alcançar um resultado verdadeiro. Apesar de não serem usuais, fórmulas utilizadas nos testes podem ser incluídas nesse tópico, para melhor esclarecimento dos cálculos.

Os autores do projeto, caso não tenham experiência em estudos estatísticos, devem explicar a quem for ajudá-los todo o trabalho que se pretende fazer, para que sejam escolhidos os testes corretos a fim de obter-se um resultado confiável. Toda a pesquisa poderá ser perdida ou falseada se não forem utilizados os testes estatísticos adequados e os cálculos não forem feitos de maneira exata. Os resultados obtidos serão conferidos e os cálculos repetidos com cuidado até a certeza da inclusão de todos os dados de forma apropriada e os resultados obtidos em várias repetições de cálculos serem idênticos.

Essas etapas precisam ser explicitadas, incluindo o nível de significância que os autores do trabalho decidiram adotar no trabalho. Habitualmente, utiliza-se a significância da probabilidade de diferença entre variáveis para uma correspondência ao valor de p menor que 0,05 em 1 ($P < 0,05$ ou $p < 0,05$), com intervalo de confiança superior a 95%. Entretanto, cabe aos autores estabelecerem seu intervalo de confiança, de acordo com a necessidade para o trabalho proposto. Dessa forma, o valor de p significativo pode ser decidido, por exemplo, para $p < 0,1$, com intervalo de confiança superior a 90%, ou qualquer outro valor, desde que seja especificado no método e explicado o motivo da escolha.

A redação desse tópico deve ser feita com atenção e de forma compreensível para os leitores que não forem especialistas em Estatísticas. Muitas vezes, os estaticistas redigem esse parágrafo utilizando termos matemáticos próprios, que nem os autores do projeto compreendem. Nesse caso, cabe-lhes solicitarem aos estaticistas explicações suficientes para uma perfeita compreensão das etapas estatísticas e que elas possam ser redigidas compreensivelmente para leitores pertencentes à área de conhecimento do trabalho e não à Matemática.

Ressalta-se que o projeto será lido por avaliadores que conhecem bem estatística, portanto, a apresentação da pesquisa a ser realizada com proposta de sua análise por métodos errados e que mostrem desconhecimento estatístico pode ser motivo de reprovação. Por esse motivo, reforça-se a recomendação de que os autores de um projeto científico adquiram conhecimento de estatística suficiente para a realização do trabalho sem o auxílio de outro profissional. Esse conhecimento será útil em muitas outras pesquisas e facilitará uma redação fácil e compreensível dessa parte do Método.

2.15 Referências bibliográficas

Todo o conhecimento científico utilizado na proposta e redação do projeto de pesquisa é adquirido direta ou indiretamente de trabalhos científicos prévios, em sua maioria publicados como artigos científicos. Alguns materiais e procedimentos propostos fundamentaram-se em livros, mas mesmo os livros, em geral, citam os artigos científicos nos quais fundamentaram as suas informações. No caso de o conhecimento ter sido obtido em livro, os autores do projeto devem buscar os artigos de referência dos livros, para confirmarem a veracidade dos dados e detalhes sobre suas características, obtidos na fonte. Cuidado é necessário com citações bibliográficas indiretas tanto de livros quanto de artigos científicos, pois elas decorrem da interpretação dos dados originais por parte de outros autores ou seus auxiliares e podem não ser completamente fiéis ao original. Nesse sentido, recomenda-se a leitura do trabalho que gerou o conhecimento de interesse e será ele o referenciado no projeto. Informações já bem estabelecidas no conhecimento da área de pesquisa, como formulações químicas, estruturas anatômicas, ordenação planetária, etc. não requerem referência bibliográfica.

Todo o conhecimento incluído no projeto e originado de fontes da literatura deve ser referenciado no tópico das Referências Bibliográficas e citado no texto.

A redação das referências deve seguir rigorosamente todos os aspectos de inclusão, ordenação e pontuação recomendados. O objetivo fundamental da apresentação das referências é facilitar seu encontro dentro das bases de dados existentes, sendo a maioria já presente em meios eletrônicos. Se não houver recomendação de como redigir as referências, caberá aos autores do projeto optarem pela maneira que julgarem mais adequada, incluindo as informações fundamentais de sobrenome do primeiro autor seguido pelas iniciais de seu nome, título do artigo ou livro, nome da revista ou da editora, completo ou abreviado, volume da revista ou edição do livro, página inicial e ano da publicação.

Seguem aspectos de redação bibliográfica utilizados na literatura, de acordo com normas estabelecidas e decisão dos autores. O mais importante é seguir apenas uma única norma e todas as referências serem escritas uniformemente. Para evitar críticas, é mais prudente os autores escolherem as normas de uma revista e segui-las corretamente. Nos últimos decênios, a tendência progressiva tem sido ordenar as referências por sua ordem de entrada no texto, seguindo a orientação das Normas de Vancouver (1978), que tiveram várias atualizações, sendo a última de 2022 e adotadas em todo o mundo. Entretanto, os autores podem optar por outras normas publicadas, se lhes for mais conveniente.

2.15.1 Ordem de inclusão das referências

Há duas possibilidades de organizar as referências: por ordem alfabética das primeiras letras do último sobrenome do primeiro autor e por ordem de entrada da referência no texto, a partir a introdução. A ordem alfabética é a mais antiga e utilizada desde a época em que predominava do culto à personalidade. Nessa ordenação, quando houver sobrenomes iguais, segue-se para a ordem alfabética das iniciais dos nomes e, depois, do sobrenome do segundo autor. Caso o primeiro autor seja o mesmo em várias referências, ordena-se pela ordem alfabética do segundo autor e quando todos os autores forem os mesmos e na mesma sequência, a ordem é por ano da publicação a partir da mais antiga.

Essa forma de ordenamento das referências tem diminuído e tende a desaparecer, porém ainda continua sendo adotada por diversas revistas e livros. Em geral, essa forma de ordenação associa-se à entrada no texto por números e, portanto, as referências devem ser numeradas. Caso os autores optem por incluir as referências em ordem alfabética do sobrenome do primeiro autor, não há necessidade de numerar as referências, pois essa numeração é inútil.

Se houver mais de uma referência em um mesmo local de entrada no texto, elas serão ordenadas por ano da referência, a partir da mais antiga. Em havendo mais de uma referência do mesmo ano, a ordem delas torna-se indiferente, cabendo aos autores ordená-las como desejar. Em geral, essas referências associam-se a entradas no texto por números e, nesse caso, as referências são numeradas. Contudo, se os autores optarem por incluir as referências no texto em ordem alfabética da primeira letra do sobrenome do primeiro autor, não há necessidade de sua numeração no tópico de Referências Bibliográficas. Há mais informações sobre a entrada das referências no texto no subtópico Referências no Texto, do tópico Introdução deste capítulo.

2.15.1.1 Nomes dos autores

A maior parte dos veículos de divulgação científica segue as Normas de Vancouver, nas quais a inclusão é pelo último sobrenome dos autores, seguido de espaço e iniciais do nome e demais sobrenomes. Não havendo norma que determine como os nomes dos autores são escritos, cabe aos autores do projeto escolherem a forma como será colocada a autoria das referências, lembrando a obrigatoriedade na uniformidade de escrita relativa a todas elas. Os nomes dos autores dos artigos científicos, dos capítulos de livros ou dos próprios livros, quando houver mais de um autor, são separados por vírgulas e após a última inicial do último autor, coloca-se ponto. Como exemplo, cita-se: Silva MH, Souza BA, Lima TS. Outra possibilidade é colocar pontos após todas as iniciais, a exemplo de: Silva M.H., Souza B.A., Lima T.S. Há ainda revistas que separam o sobrenome das iniciais do nome por vírgula e os autores por pontos e vírgulas, a exemplo de: Silva, M.H.; Souza, B.A.; Lima, T.S. Algumas revistas separam o último sobrenome por ampersand (*and per se and* = e por si), conforme segue Silva, M.H., Souza, B.A. & Limam T.S. ou utilizando-se a conjunção aditiva "e", Silva, MH, Souza, BA e Lima, TS.

Atualmente, os nomes são incluídos apenas pela primeira letra maiúscula, porém ainda há revistas que colocam os nomes com todas as letras maiúsculas tanto no tópico das referências quando dentro do texto, a exemplo de SILVA MH, SOUZA BA & LIMA TS., referenciados no texto como (SILVA *et al.*, 2014). Poucas revistas preservam o culto à personalidade, escrevendo o nome completo de todos os autores, por exemplo: SILVA, João Correia, SOUZA Maria Cardoso & LIMA José Afonso. Encontra-se essa forma tanto com letras maiúsculas quanto minúsculas e ainda com o nome precedendo ao sobrenome.

O número de autores incluído nas referências também é variável de acordo com as revistas. Podem ser incluídos todos os autores, mesmo em estudos multicêntricos com dezenas de autores, entretanto, a maior parte das revistas limitam a inclusão dos autores a números variados desde um autor até sete autores, seguidos de vírgula e *et al.* (*et alia* = e outros), a exemplo de Silva MH, Souza BA, Lima TS, *et al.*, com letra itálica opcional. No Brasil, segue-se ao último autor mencionado e cols. (e colaboradores), Silva MH, Souza BA, Lima TS e cols.

2.15.1.2 Títulos de artigos e capítulos de livros

Após o ponto que seguiu à última inicial do último autor ou ao *et al.*, há um espaço e escreve-se o título do artigo ou do capítulo de livro ou do próprio livro, se ele não for dividido em capítulos. As únicas letras maiúsculas do título são a primeira da primeira palavra, a primeira dos nomes pessoais ou institucionais e as de siglas institucionais. Os títulos devem ser escritos exatamente igual ao seu original, sem tradução, abreviatura ou outra modificação, por exemplo: "Influência do baço na defesa imunitária em esquistossomose hepatoesplênica". Palavras do título escritas entre parênteses são, em geral, secundárias e explicativas, não havendo a necessidade de inclui-las nos títulos das referências.

No caso de livros ou capítulos de livros traduzidos, o nome do capítulo ou do livro será escrito na forma traduzida, pois foi ela que serviu de referência, por exemplo: "O Coração" e não "The Heart". Esse aspecto é fundamental, pois muitas traduções, mesmo em textos científicos e didáticos não são fiéis ao original e a informação encontrada na tradução pode ser diferente do que foi escrito no idioma original. Nesse sentido, traduções de um mesmo livro feitas por editoras diferentes podem trazer versões diferentes da mesma informação e todas díspares do original.

A maior parte dos subtítulos é supérflua e traz informações relacionadas ao método, por exemplo, "experiência de uma instituição", "casuística multicêntrica" "estudo retrospectivo" etc. A maior parte das revistas não menciona os subtítulos em suas normas e deixa a critério dos autores a sua inclusão. Já por parte dos autores de artigos científicos e livros, a maioria não inclui subtítulo e, quando o fazem, colocam-no após um ponto ou dois pontos. O mais importante é a uniformidade na redação dos títulos, se a opção for por colocar subtítulos, eles devem constar em todas as referências que os tiver ou não incluir em referência alguma. Terminado o título ou subtítulo, coloca-se um ponto.

2.15.1.3 Nomes de revistas

Após o ponto final do título, escreve-se o nome completo da revista ou a sua forma abreviada. A maior parte das normas recomenda a forma abreviada, sendo essa abreviatura determinada pela própria revista e encontrada uniformemente nas bases de dados, de onde pode ser copiada, por exemplo, "Int J Surg". Quando a revista possui apenas uma palavra como nome, ela é escrita sem abreviatura, por exemplo, "Lancet". Entretanto, a maioria das revistas possui várias palavras, constituindo seu nome e, nesse caso, essas palavras serão abreviadas, a menos que sejam muito curtas. Artigos e conjunções não fazem parte da forma abreviada do nome das revistas. O ponto após cada abreviatura é facultativo, se não houver regra que o determine. Pelas Normas de Vancouver, as palavras são separadas por um espaço e o ponto é colocado apenas após a última palavra do título, independentemente de ser palavra completa ou abreviatura.

2.15.1.4 Autoria de livros após seus capítulos

Quando a referência é de um capítulo de livro, após o ponto final do nome do capítulo, escreve-se a palavra "*In*" (do latim, em) e, em seguida, escrevem-se os nomes dos autores do livro. Se os nomes do capítulo e do livro forem os mesmos, repetem-se os nomes, de forma idêntica. As normas para escrever os autores do livro são exatamente as mesmas utilizadas para escreverem-se os nomes dos autores dos capítulos. A uniformidade na redação dos nomes deve ser mantida. Como exemplo, cita-se Souza AB, Silva CD. Rochas superficiais. In Azevedo EF. Rochas do Maranhão.

Após o ponto final da autoria do livro, escreve-se o nome completo do livro da forma como foi escrito no livro estudado. Se a referência foi retirada de um livro traduzido, o nome do livro será escrito na forma traduzida. Cabe atenção ao último parágrafo do subtópico intitulado Títulos de Artigos e Capítulos de Livros deste mesmo tópico.

2.15.1.5 Volume e fascículo das revistas

Após o nome da revista, seja ele completo ou abreviado, especifica-se o volume da revista. Em geral, as revistas possuem um volume por ano, em ordem consecutiva, entretanto, algumas revistas podem ter mais ou menos de um volume anual, porém esse aspecto não importa, cabe escrever-se o número correto do volume. Utilizam-se sempre números arábicos, independentemente da forma como está na revista, tendo em vista que volumes antigos de algumas revistas eram escritos em números romanos.

Em seguida ao número do volume, é facultativo incluir-se o número do fascículo entre parênteses e também escrito com números arábicos. Se não houver norma quanto aos fascículos, cabe aos autores do projeto a opção de inclui-los, pois eles não fazem diferença, considerando que, após o volume será escrito o número da primeira página do artigo. Por exemplo, "Rev Bras Med 43 (5)".

Atualmente, quase todas as revistas são divulgadas na forma eletrônica e a maioria já não possui mais a forma impressa. Assim, algumas revistas não possuem mais volumes ou fascículos. Os artigos são publicados em fluxo contínuo e possuem um número grande, específico de cada artigo, sem página inicial ou final. Nessa situação, após o nome da revista, escreve-se apenas esse número específico do artigo, como exemplo: "Astronomy e-4102354".

2.15.1.6 Edição e editora dos livros

No caso de livros e capítulos de livros, após o nome completo do livro, separado por ponto ou por vírgula, escreve-se o número arábico da edição do livro, exceto se for a primeira edição e, nesse caso, não haverá número algum, apenas um ponto.

Depois desse ponto, escreve-se o nome editora. Esse nome pode vir precedido pela palavra Editora ou sua abreviatura "Ed." com ou sem pontuação, dependendo da norma adotada. O nome da editora é escrito conforme indicado pela própria editora em seu livro, inclusive de forma abreviada, se assim for permitido, seguida por ponto. Após o nome da editora, escreve-se o nome completo da cidade onde o livro foi editado, levando-se em consideração de que várias editoras possuem sucursais em diversas cidades e até países. Em seguida, separado por vírgula, escreve-se o nome do país onde essa cidade está localizada, por exemplo, "Dark light. 3rd edition. Ed. Comprehensive Inc., Londres, Inglaterra".

2.15.1.7 Página inicial e final

Nas referências dos artigos de revista, após o volume ou o fascículo colocam-se dois pontos e escreve-se a página inicial do artigo. Algumas normas separam o volume ou fascículo da página por ponto e até por vírgula. Após o número da página inicial, coloca-se um traço e, em seguida, o número da página final. Na realidade, a página final é desnecessária, pois o artigo será encontrado apenas pelo número da página inicial, mas a maioria das revistas inclui os números das duas páginas. O número da página final pode ser escrito na íntegra ou apenas o final, pois os demais números são subentendidos, por exemplo, 843-845 ou 843-5.

Nas revistas eletrônicas que não possuem volumes, após o nome da revista, separado por dois pontos, vírgula ou ponto, inclui-se o número grande correspondente ao artigo, exemplo e-573901.

Nos capítulos de livro ou livros, os números das páginas iniciais são escritos após o nome do país onde o livro foi editado. Esse número é separado por dois pontos, ponto ou vírgula, e ainda ser precedido pela letra "p." ou "pp.", de página(s), com ou sem ponto, dependendo da norma. Ainda de acordo com a norma adotada, após o número da página inicial, que é o importante, pode ser colocado um traço e escrito número da página final na íntegra ou em sua parte final. Exemplos: pp. 439-451 ou pp. 439-51 ou p. 439.

2.15.1.8 Ano e data da publicação

Todas as referências de artigos, capítulos de livros e livros devem ter o ano de sua publicação. Essa é a parte da referência com a maior variedade de localizações e formas de apresentação. Antigamente, o ano era colocado no final, após a página final, separado dela por vírgula e seguido por ponto, exemplo "434-37, 1992". As Normas de Vancouver, mudaram o ano para logo após o nome da revista, separado dela por ponto e antes do volume, separado por ponto e vírgula, exemplo "Stone. 2011; 43 (5):21-4.". Ainda nas Normas de Vancouver, aceita-se que, após o ano, seja incluída a abreviatura inglesa do mês, com letra inicial maiúscula e, em seguida, o dia da publicação, depois ponto e vírgula e o volume da revista ou o número do artigo nas revistas eletrônicas sem volumes.

Há outras normas aceitas por diversas revistas e que podem ser adotadas pelos autores, se desejarem. Algumas revistas colocam o ano, entre parênteses ou não, logo após o último autor e antes do título do artigo. O ano pode ainda vir entre parênteses logo após o nome da revista, por exemplo: "Silva AB, Souza CD (1989). Social recovery after pandemy."

Nos capítulos de livros e livros, o ano pode vir logo após os autores do livro, estando ou não entre parênteses. Outra norma coloca o ano logo após o título do livro ou a sua edição, também com a possibilidade de parênteses.

2.15.1.9 Referências específicas dos artigos

Com o avanço dos meios eletrônicos, os artigos científicos foram incluídos no sistema de identificação digital de objetos (doi), criado pela Associação de Publicadores Americanos em 1994 para identificar documentos, conferindo-lhes uma identificação com letras palavras e números. Dessa forma, cada artigo científico publicado por revistas vinculadas a bases de dados relevantes recebe uma identificação que, ao ser acionada, localiza o artigo, facilitando a sua obtenção quase imediata. Outra forma de localização de artigos vinculados à saúde em humanos é por sua identificação na base de dados PubMed (PMID), que também permite acesso imediato a todos os artigos publicados nessa plataforma.

Atualmente, a inclusão do doi ou de outra identificação eletrônica tem se tornado obrigatória no final de cada referência, logo após o ponto final. Dessa forma, os leitores e examinadores acessam facilmente os artigos referenciados, para os esclarecimentos que desejarem.

2.15.1.10 Tabelas

Existem duas formas de tabular dados, quadros e tabelas. Os quadros são compostos apenas por lista de informações correlacionadas, sem análise nem conclusão. Já nas tabelas os dados podem ser analisados, calculados estatisticamente e seus resultados avaliados para serem discutidos e até conclusões são obtidas delas. Apesar de estarem bem estabelecidas as diferenças entre quadros e tabelas, atualmente, ambas recebem o nome de tabelas. Sem essa divisão, evitam-se dificuldades em sua numeração e confusões na redação e na leitura. Tabelas não são usuais em projetos de pesquisa, a menos que haja dados para serem tabulados ou para mostrar como será preenchido o protocolo da pesquisa. Tabelas também podem resumir informações da literatura e reunir adequadamente as diversas correntes de pensamento relacionadas à proposta do estudo.

2.15.1.11 Características

Se houver norma para apresentação das tabelas, ela será obedecida, porém é pouco usual essa exigência, o que permite aos autores confeccionarem as tabelas da forma que lhes convier. Por característica das páginas, que são maiores no sentido vertical, recomenda-se que as tabelas tenham maior número de linhas do que de colunas, sendo, assim, mais longas na direção vertical. Se houver maior número de colunas do que de linhas, pode-se trocar, o que inicialmente era coluna passa a ser linha e vice-versa, para que ela alongue no sentido vertical e reduza sua largura. A tabela completa, incluindo título e legenda, deve caber em uma única página, para facilitar a sua leitura e interpretação. A princípio, utiliza-se o mesmo tipo de letra, de mesmo tamanho e com o mesmo espaçamento entre as linhas como o restante do texto. Entretanto, se houver necessidade de adaptação para caber em uma página, as dimensões das letras e dos espaços podem ser reduzidas. Outra opção é dividir uma tabela muito grande em várias tabelas, mantendo os títulos e as legendas em todas elas e acrescentando ao seu número letras consecutivas, Tabela 1A, Tabela 1B, etc.

Por princípio, faz parte das características Todas as tabelas são autoexplicativas, significando que o leitor precisa compreendê-las completamente sem a necessidade de recorrer ao texto. Cada tabela é independente de outras tabelas e do texto, portanto, os esclarecimentos feitos no texto ou em outra tabela não são estendidos às demais tabelas. A maior parte das informações sobre o conteúdo da tabela estão no título, localizado acima dela, e os detalhes são incluídos na legenda, localizada abaixo dela. O título inclui o objetivo da tabela e o significado dos dados incluídos nela. Na legenda, são explicadas todas as abreviaturas utilizadas tanto no título quanto em seu conteúdo, mesmo que esse esclarecimento tenha sido dado no texto ou em outra tabela. Na legenda também estão detalhados os cálculos estatísticos. Se dentro da tabela houver grupos, cada grupo é elucidado no título e na legenda. Se houver um mesmo termo na tabela com mais de um significado, incluem-se sinais para identificá-lo independentemente dos demais termos. Os sinais mais utilizados são *, **, +, ++, °, °° etc. Cada termo seguido pelo sinal específico é explicado na legenda.

Existem muitas formas de criar tabelas e há modelos inclusive nas plataformas eletrônicas. A mais usual e recomendada pela maior parte das revistas, consiste em um título superiormente, seguido pela tabela e abaixo da qual há sua legenda com esclarecimentos sobre termos e dados dúbios incluídos no título e na tabela, como abreviaturas, cálculos utilizados nos testes estatísticos, unidades utilizadas, esclarecimentos sobre as variáveis etc.

2.15.1.12 Títulos

Além do título acima da tabela, há dois outros títulos dentro da tabela, um na linha superior, referente às colunas (verticais) e outro título na coluna à esquerda, referente às linhas (horizontais). Ambos os títulos internos podem ser subdivididos em subtítulos, formando mais colunas e linhas. Para diferenciar do corpo da tabela, onde estão os dados, os dois títulos internos podem ser escritos em negrito e o título superior é separado do restante da tabela por uma linha tracejada horizontal.

O título da tabela é considerado o título da tabela e deve ser o mais sucinto possível, sem deixar de conter os dados mais relevantes. Comentários e destaques de resultados não devem constar nesse título. A preferência é por título de uma única frase. Títulos com mais frases e subtítulos são admitidos se forem indispensáveis. Quando as tabelas ou dentro das tabelas houver dados bibliográficos, é obrigatório incluir suas referências ao final do título da tabela, antes ou após o ponto final, em concordância com o restante do texto.

2.15.1.13 Corpo

Antigamente, todos os dados das tabelas eram separados entre si por linhas verticais e horizontais, de tal modo que cada dado era escrito dentro um quadrilátero, considerado como casa. Houve mudanças a as linhas tanto verticais quanto horizontais foram sendo eliminadas e, atualmente, a maior parte das publicações científicas e didáticas contém tabelas sem linhas que separem os dados. A única linha admitida dentro da tabela é a horizontal que separa o título interno superior do restante dos dados. Apesar dessa normatização internacional, os autores do projeto podem optar por outros modelos de tabela, desde que não haja recomendação institucional. Segue um exemplo de tabela.

Tabela 1 – Características demográficas dos estudantes de mestrado (Grupo 1) e doutorado (Grupo 2) do Programa de Pós-graduação em Literatura da UML

Características	Grupo 1 (N = 61) N (%)	Grupo 2 (N = 59) N (%)	P
Sexo			0,091
Feminino	30 (49,2)	39 (66,1)	
Masculino	31 (50,8)	20 (33,9)	
Idade (anos)			0,534
21 – 30	30 (49,2)	26 (44,1)	
31 – 40	13 (21,3)	10 (16,9)	
> 40	18 (29,5)	23 (39,0)	
Cor da pele			0,166
Melanodérmica	9 (14,8)	3 (5,1)	
Feodérmica	18 (29,5)	23 (39,0)	
Leucodérmica	34 (55,7)	33 (55,9)	

UML = Universidade Municipal de Lumínia; N = número absoluto da amostra; % = porcentagem correspondente ao total da amostra em cada característica; P = probabilidade de acordo com o teste qui ao quadrado.

Observa-se nessa tabela que o título esclareceu o objetivo da tabela e cada um dos grupos. Na legenda, todas as abreviaturas e símbolos foram explicados, e, dessa maneira, a tabela tornou-se autoexplicativa e de fácil compreensão em todos seus aspectos. As abreviaturas, as siglas e os símbolos não consagrados e de total domínio público são explicados na legenda da tabela.

A extensão laterolateral do título e das legendas são as mesmas da tabela. As legendas podem ser apresentadas em texto contínuo, ou separadas por pontos e vírgulas. As letras em negrito dos títulos internos da tabela são opcionais, assim como o estilo da tabela, sem traços separando as linhas e as colunas.

Observa-se que não há interpretação dos dados na tabela, apenas a sua inclusão da forma como foram apresentados e com os resultados dos cálculos feitos de porcentagem e comparação entre os grupos. As interpretações das tabelas são redigidas apenas no texto, com a referência a elas, exemplo, (Tabela 1), no final ou "(...) de acordo com a Tabela 1 (...)".

Outro aspecto fundamental é não repetir dados da tabela no texto. Em todo manuscrito científico, os dados são apresentados uma única vez, que pode ser no texto, na tabela ou na figura. No texto, cabem interpretações, comentários e comparações entre si e com a literatura.

2.15.1.14 Localização

A localização da tabela no projeto depende das normas institucionais. Caso não haja menção à sua localização, cabe aos autores inclui-la onde julgarem mais adequado. As tabelas mais importantes são inseridas no meio do texto, logo após o fim do parágrafo que a mencionou a primeira vez. Se houver mais de uma tabela mencionada no parágrafo, são colocadas em sequência todas as tabelas referenciadas nele. Por outro lado, tabelas sem relevância são incluídas, como apêndices, em sequência, uma por página, após as Referências Bibliográficas. As tabela dos apêndices são identificadas no texto por sua numeração precedida pela letra A (Tabela A4) ou pela palavra "Apêndice" (Tabela Apêndice 4). Já as tabelas do texto recebem uma numeração sequencial, de acordo com a sua entrada no texto (Tabela 3). Independentemente de onde serão localizadas as tabelas, elas devem ser mencionadas especificamente no texto, a exemplo de "Observa-se na Tabela 1 que (...)" ou "A identificação dos voluntários está na Tabela A2" ou escreve-se o texto referente a ela e no final da frase insere-se (Tabela 3), colocada entre parênteses antes ou após a pontuação, mantendo a uniformidade da redação.

2.15.1.14 Restrições

As tabelas facilitam a organização dos dados, porém um número grande de tabelas dificulta a leitura e interpretação. Tabelas com até três linhas e colunas podem ser descritas no texto como redação contínua em vez de serem colocadas como tabela, a exemplo de "Serão estudados 300 pacientes, sendo 180 (60%) do sexo feminino e 120 (40%) do sexo masculino. Quanto à cor da pele, há maior número de leucodérmicos, 210 (70%), seguidos por feodérmicos, 60 (20%) e melanodérmicos, 30 (10%)". Essa redação torna o texto mais claro e evita uma tabela pequena e que deve ser interpretada no texto.

Por outro lado, maior número de dados tornam o texto confuso, mas a sua apresentação em tabela torna sua compreensão fácil. Recomenda-se reunir duas ou mais tabelas pequenas para formar uma tabela maior, desde que os dados estejam relacionados entre si, como os pertencentes aos mesmos grupos

2.15.1.16 Figuras

As imagens são a melhor complementação das apresentações orais de um projeto, porém dentro dos textos, as tabelas são mais esclarecedoras e de mais fácil análise. Portanto, imagens não são frequentes em projetos de pesquisa, a menos que haja a necessidade de mostrar uma determinada configuração anatômica, ou um equipamento, ou um dispositivo que se deseja estudar, etc. Até há cerca de 30 anos, cada figura era denominada de acordo com a sua característica e as numerações referiam-se a cada um dos tipos presentes na monografia, gráfico, foto, ilustração, figura, desenho, mapa, imagem, etc., dificultando a sua localização e a própria leitura do texto. Como exemplo, em uma mesma frase havia Gráfico 3, Foto A5, e Desenho 1, que deveriam ser procurados dentro no texto ou no final do projeto.

Para eliminar essa situação adversa, todos os tipos de ilustração foram reunidos sob a denominação de figura, independentemente de suas características. Dessa forma, o texto escrito passou a ser complementado por tabelas e figuras, ambas recebendo numeração arábica em ordem consecutiva de entrada no texto, uma sequência numérica para as tabelas e outra para as figuras.

Assim como foi destacado para as tabelas, é fundamental reforçar que cada informação é aceita uma única vez dentro do projeto, ela pode ser descrita no texto ou apresentada em tabela ou em figura, sem ser repetida. Se o dado estiver na figura, ele não será escrito no texto nem incluído em tabela. Comentários e esclarecimentos sobre as figuras fazem parte do texto, que também destaca seus aspectos mais relevantes.

2.15.1.17 Localização

Assim como para as tabelas, existem duas formas de inclusão das figuras.: A primeira, para as mais relevantes, dentro do texto, logo após o parágrafo onde ela foi citada a primeira vez. Se houver tabela e figura no mesmo parágrafo, primeiro inclui-se a tabela e depois a figura. A segunda forma é reunir todas as figuras sem importância maior no final do texto, como apêndices, após os apêndices das tabelas, uma figura por página.

Não há prioridade entre os tipos de figura, a sua numeração será pela sequência de sua citação dentro do texto. Não importa a ordem de entrada no texto entre tabelas e figuras, nos apêndices, todas as tabelas são reunidas primeiro e, em seguida todas as figuras. Cada figura existente na monografia, seja dentro do texto ou como apêndice, será mencionada no texto. As figuras do texto receberão numeração consecutiva, de acordo com a sua entrada na monografia. Já as figuras dos apêndices, a semelhança das tabelas, receberão números consecutivos precedidos da letra A (Figura A3) ou da palavra apêndice (Apêndice 5).

Seguem alguns exemplos "Observa-se na Figura 2 ..." ou (Figuras 2 e A4), antes ou após a pontuação.

2.15.1.18 Características

As figuras podem ser únicas ou constituírem um painel com número variável de figuras e de tipos de ilustração, de acordo com o interesse dos autores. Esse painel poderá ser constituído apenas por gráficos de um mesmo tipo ou variável e ainda reunir gráficos com fotos, dependendo do que se deseja ilustrar. Não há norma quanto ao tipo de figura nem quanto à sua configuração. Entretanto, a figura, seja única ou painel terá apenas um título, que, no painel, será dividido com letras correspondentes às letras das ilustrações do painel. Em uma figura com quatro ilustrações, cada uma será denominada por uma letra maiúscula (A, B, C e D) inseridas em um dos ângulos da ilustração, sempre o mesmo nas quatro. Já o título, será dividido nas mesmas letras, para esclarecer cada uma das ilustrações (1A, 1B, 1C e 1D). O texto vai se referir a cada ilustração, denominando-a pelo número e sua letra, por exemplo, "Na Figura 1C, evidencia-se..."

O título da figura é colocado abaixo dela. Já a legenda com as explicações de abreviaturas, siglas e símbolos, cálculos estatísticos, esclarecimentos de características das imagens etc. podem vir dentro do título, logo abaixo do título ou dentro da figura, de acordo com a conveniência dos autores em elucidar a figura para os leitores. Tanto o título quanto a legenda são escritas com o mesmo tipo de letra, nas mesmas dimensões e com o mesmo espaçamento entre as linhas do restante do texto. Entretanto, assim como as tabelas, cada figura, incluindo seu título e legenda deve caber em uma única página. Se a figura for grande, em geral quando é composta por várias imagens, ela será reduzida em suas dimensões e a parte escrita pode ser diminuída no tamanho e no espaçamento das letras e linhas, mantendo o mesmo tipo de letra.

2.15.1.19 Figuras copiadas

Quando a figura for retirada de uma fonte, seja por meios eletrônicos, de artigos de revista, de livros etc., ao final do título coloca-se a referência de onde ela foi copiada, da mesma maneira como são citadas as referências no texto. Se a figura foi cedida por alguém ou alguma instituição que não esteja na autoria do projeto, sua origem é explicitada, com detalhes, entre parênteses ou colchetes, ao final do título, antes ou após a pontuação, de acordo com a uniformidade das citações. No projeto, por ser de circulação muito restrita e temporária, aceita-se que as figuras copiadas apenas citem sua origem. Por outro, lado em artigos científicos ou livros as figuras somente podem ser copiadas com autorização escrita de seus autores ou editores de sua fonte. Da mesma maneira, figuras recebidas de quem não é autor, precisam estar acompanhadas de documento escrito e assinado por quem cedeu e autorizou a sua publicação. Esse documento ficará guardado definitivamente com o autor principal do projeto, como garantia, caso surja alguma interpelação judicial.

A utilização de figuras que não sejam de domínio público é crime. Por outro lado, se a ilustração tiver sido realizada por um dos autores, não há necessidade de sua legalização para ser inserida no texto, a menos que ela tenha sido publicada previamente. Nesse caso, recorre-se a quem possui os direitos sobre a figura, editores, instituições etc., para se obter sua autorização.

Por ser autoexplicativa, assim como as tabelas, a compreensão da figura não depende do texto. Portanto, os esclarecimentos relativos a grupos, abreviaturas, siglas, símbolos e cálculos estatísticos etc. são incluídas no título e nas legendas da própria figura. Conforme foi mencionado anteriormente, as figuras incluem diversos tipos de ilustrações, que serão comentadas em seguida.

2.15.1.20 Gráficos

Em geral, os gráficos são utilizados para representar valores numéricos, facilitando análises comparativas. Embora essas representações sejam mais comuns nos resultados, elas também podem ser incorporadas no método, para descrever as variáveis a serem estudadas, e na introdução, para indicar o estado atual de determinada área de conhecimento. Os gráficos podem ser apresentados na forma de barras ou gráficos de pizza, os quais são divididos internamente em setores. Esses dois tipos de gráficos são os mais comuns, porém há também os pontilhados de dispersão, as pirâmides progressiva e regressiva, áreas, diagrama de caixa (*boxplot*) etc.

O título é geralmente inserido abaixo do gráfico, enquanto a legenda pode ser colocada no local que melhor esclareça o leitor. Ela pode fazer parte do próprio gráfico ou ser posicionada em um espaço vazio próximo a ele, com a opção de ser emoldurada ou não. A legenda também pode ser escrita imediatamente abaixo do título.

2.15.1.21 Barras

Os gráficos de barra são preferencialmente verticais, se houver até 15 barras. Em número maior, preferem-se barras horizontais, considerando que as páginas são mais longas no sentido vertical. Dessa forma, cabem mais barras horizontais com boa visibilidade.

Se as barras forem coloridas ou contiverem desenhos internos, coloca-se um quadro na parte superior direita do gráfico com a lista das cores ou dos desenhos utilizados nas barras, e à frente de cada um deles, a sua explicação. Na base das barras, traceja-se uma linha contínua, que será horizontal para as barras verticais e vertical à esquerda para as barras horizontais. Essa linha não possui pontuação ou marca. Do outro lado dessa linha, escreve-se o significado de cada barra, ou de cada conjunto de barras quando elas forem agrupadas. Na extremidade da barra, escreve-se o seu valor numérico. Quando houver comparação estatística entre os dados das barras, colocam-se símbolos logo após os números comparados, localizados acima ou à frente das barras, que podem ser asteriscos (*), círculos (º), quadrados (#) etc.

No exemplo apresentado, é possível observar que ele segue o estilo de gráfico de barras recomendado, com os dados precisos posicionados acima das colunas. A legenda explicativa das colunas está integrada à figura, o que facilita sua compreensão. Abaixo da linha de base, encontram-se as especificações das colunas. O título localizado abaixo do gráfico esclarece o objetivo dessa figura.

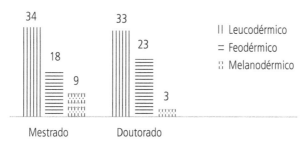

Figura 1 – Cor da pele dos estudantes de mestrado e doutorado do Programa de Pós-graduação em Literatura da Universidade Municipal de Lumínia.

2.15.1.22 Linhas

Os gráficos de linhas são construídos dentro de duas linhas perpendiculares, sendo uma horizontal (abscissa) e outra vertical à esquerda (ordenada). Ambas as linhas representam valores progressivos ou regressivos contínuos, em intervalos proporcionais ao percurso ao longo das linhas. A ordenada é a função dependente da abscissa. Quando aplicável, a variável tempo é representada na abscissa, uma vez que o tempo não depende de outra variável, enquanto todas as outras variáveis são funções do tempo.

Dentro desses gráficos, são traçadas linhas contínuas que se iniciam próximas à ordenada e seguem em função da abscissa. Na parte exterior, tanto da abscissa quanto da ordenada, são posicionados os valores, que podem ser numéricos ou outras variáveis, sempre dispostos sequencialmente, como os dias da semana. Ao contrário do que é recomendado nos gráficos de colunas, nos gráficos de linhas evita-se incluir os valores dos pontos dentro do gráfico, a fim de não o tornar confuso. O aspecto mais relevante nesse tipo de gráfico é o trajeto das linhas e a comparação entre elas. Assim como nos gráficos de colunas, os títulos dos gráficos de linhas são escritos abaixo deles. As legendas podem ser posicionadas abaixo do título ou dentro do gráfico, como exemplificado no exemplo a seguir.

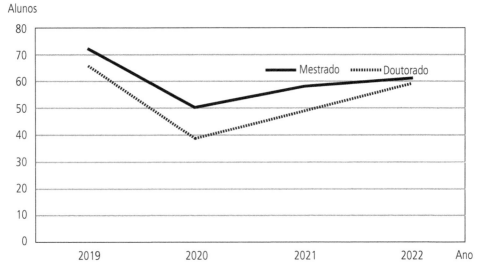

Figura 2 – Número de alunos que ingressaram no Programa de Pós-graduação em Literatura da Universidade Municipal de Lumínia durante a pandemia da Covid-19.

Observa-se pelas linhas desse gráfico que houve redução do número de alunos durante a pandemia e, no final dela, esse número foi aumentando. Conforme foi mencionado previamente, a abreviatura da Covid-19 não necessita ser explicada, por ser de conhecimento geral, mesmo fora da área do projeto.

2.15.1.23 Círculo

Os gráficos em círculos setorizados e os de colunas são opções para os mesmos tipos de dados, cabendo aos autores a escolha do que melhor represente seus objetivos. Nas colunas, em geral, os valores são absolutos, enquanto nos círculos, são percentuais, já que o total sempre é igual a 100. A vantagem do círculo setorizado é evidenciar a porcentagem de cada dado em relação ao total de 100%. Existem três formas de inclusão dos valores de cada setor: se houver poucos setores e espaço interno permitir, o número pode ser inserido dentro do setor. Caso haja um maior número de divisões e o espaço interno seja limitado, os números podem ser colocados externamente ao perímetro do círculo, próximos aos setores. Nos gráficos com muitos setores, mesmo externamente, os números podem ficar muito pequenos; nesse caso, os valores são inseridos nas legendas, ao lado dos setores que já estão representados. Nesse tipo de gráfico, não há a opção de não incluir os valores de cada setor.

Os títulos são colocados abaixo dos círculos e as legendas próximo aos círculos ou abaixo dos títulos. Há ainda a opção de não haver legenda, caso toda explicação possa ser dada pelo título e dentro da figura, conforme está no exemplo fantasia que segue.

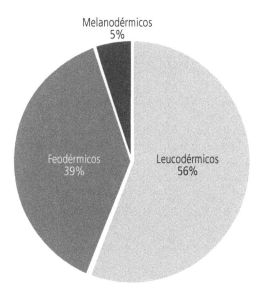

Figura 3 – Proporção das cores de pele dos estudantes de doutorado do Programa de Pós-graduação em Literatura da Universidade Municipal de Lumínia.

Os dados que couberam dentro da figura foram incluídos dentro do setor e o setor muito estreito teve seus dados externamente. Não há necessidade de uniformizar a inclusão dos dados nos setores do círculo.

Esses três exemplos de gráficos, que são os mais utilizados nos textos científicos, ilustram como são confeccionadas essas figuras. Suas informações podem ser utilizadas em todos os outros tipos de gráficos.

2.15.1.24 Desenhos

Há muitas informações, principalmente de equipamentos, dispositivos, construções, estruturas etc. em textos científicos difíceis de serem explicadas apenas de maneira descritiva. Recorre-se ao desenho, para que o leitor, por meio dessa ilustração, compreenda corretamente o texto. Na maior parte das vezes, os autores do projeto não possuem talento suficiente para elaborarem um desenho adequado aos seus objetivos. Assim, recorre-se a um artista em artes plásticas para que juntamente consigam ilustrar o objeto desejado.

Essa etapa pode ser demorada até se obter um desenho que esclareça o leitor. Ao terminarem o desenho, os autores e o artista devem mostrá-lo a pessoas alheias ao projeto, para perceberem se, de fato, a ilustração foi bem-feita e é esclarecedora. Sugestões de pessoas alheias ao projeto devem ser consideradas com atenção e podem aperfeiçoar o desenho. Uma vez terminado o desenho, ele é assinado pelo artista antes de ser inserido no trabalho. Se o desenho não tiver sido feito por um dos autores, cabe expressar a gratidão dos autores pelo artista no tópico de Agradecimentos do manuscrito.

Dependendo da estrutura que se desejar ilustrar ela pode ser apresentada em um único desenho, em uma sequência de desenhos separados ou em um painel formado por vários desenhos, que mostrem aspectos diferentes ou, em cada desenho uma parte dela. Se as ilustrações forem separadas, seus títulos e o texto precisam chamar a atenção do leitor para a relação entre as figuras.

Se for um painel, cada desenho será identificado por uma letra, em sequência, por exemplo, A, B, C, D. Essas letras serão inseridas nos desenhos ou fora, mas unidas a eles, todas em uma mesma posição à escolha dos autores, como exemplo, superior esquerda. Haverá um título geral relacionado a todos os desenhos. Em seguida, em linhas separadas, cada desenho será descrito pela letra correspondente a ele. Se forem colocados identificadores dentro do desenho, seta, asterisco, cruz, linha, palavra etc., que especifiquem partes do desenho, eles serão os mesmos para cada estrutura em todos os desenhos. Jamais utilizar o mesmo indicador para estruturas diferentes nem indicadores diferentes para a mesma estrutura em desenhos diferentes de um único painel ou até de figuras diferentes de uma mesma monografia.

A seta poderá indicar várias estruturas, desde que a sua forma seja variada, para uma estrutura será preta e fina, para outra será preta e larga, para uma terceira será branca e larga etc. Dentro do texto, esse painel é citado pelo título (Figura 2), se a redação for sobre toda a figura, ou por parte do painel (Figura 2C), se a redação se referir apenas a esse desenho especificamente.

Assim como todas as imagens, os desenhos são autoexplicativos, sem a necessidade de recorrer ao texto para compreendê-lo. O título e a legenda esclarecem todos os detalhes, porém sem comentários ou extrapolações para aspectos que não estejam dentro do desenho.

2.15.1.25 Fotos

Assim como os desenhos, as fotos somente podem ser inseridas no projeto se não houver impedimento legal.

Recomenda-se a leitura do tópico Figuras, com especial atenção ao subtópico Legendas e Sinais Indicativos do capítulo Redação Didática deste livro, bem como o tópico Figuras do capítulo Artigo Científico.

2.15.1.26 Aspectos legais

Fotos tiradas pelos próprios autores e que não sejam de pessoas ou locais privados identificáveis podem ser publicadas sem restrição. Portanto, não há necessidade de autorização para fotos de locais públicos e partes de pessoas que não as identifiquem, por exemplo, foto de uma estátua dentro de um parque ou de uma ferida na pele das costas de uma pessoa. Fotos radiográficas ou similares, exames de laboratório, estruturas anatômicas ou histológica podem ser inseridas em projetos sem restrição, desde que sejam ocultadas as identificações das pessoas.

Contudo, fotos de espetáculos, fábricas, equipamentos, dispositivos, etc., que sejam privados e identificáveis, somente podem ser inseridas no projeto com a autorização de seus proprietários. Mesmo com a autorização das pessoas, as fotos de face somente são publicadas em sua integridade se for inevitável. Caso se deseje mostrar uma lesão de lábio ou de outra parte específica da face, a foto restringe-se a esse local. Se não puder restringir a foto a determinado local da face, e os olhos não forem o foco da foto, coloca-se uma tarja escura que os cubra, dificultando a identificação da pessoa. Fotos artísticas de pessoas e obras de artes privadas podem ser divulgadas com autorizações escritas, assinadas e registradas das pessoas fotografadas ou dos artistas e proprietários das obras de arte. Todas as fotos divulgadas sem autorização legal configuram crime. Os documentos das autorizações permanecem na posse dos autores do projeto definitivamente, pois a necessidade de comprovação legal pode ocorrer até muitos anos após a sua divulgação.

2.15.1.27 Identificação

Dependendo do que se deseja ilustrar, a figura pode ser uma única foto, ou uma sequência de fotos separadas ou reunidas em um painel, que mostre a sequência de aspectos específicos. Quando as fotos forem separadas, mas tiverem ligação entre si, seus títulos referem as demais fotos. Quanto ao painel, independentemente do número de fotos, terá um único título, que se refira a todas as fotos. Cada foto será identificada por uma letra maiúscula, em sequência, por exemplo, A, B, C, D, colocada no mesmo local da foto em todas elas. Essa letra será inserida na foto ou próximo a ela. Cada foto será explicada no título, com chamada inicial para sua letra e em linhas separadas. Dentro do texto, tanto a foto isolada quanto o painel são citados como figuras, seja completamente (Figura 3), ou em parte, no caso de painel (Figura 3B).

2.15.1.28 Características

Por ser figura, as fotos são autoexplicativas. Dentro delas, podem são inseridas setas, asteriscos, réguas, palavras e qualquer outro recurso necessário para explicar detalhes necessários à sua compreensão. Essas identificações são complementadas com esclarecimentos correspondentes nos títulos e legendas. Os títulos e as legendas são restritos a explicações específicas, sem comentários ou extrapolações ao que não está explícito dentro da foto. Todos os aspectos relacionados com as fotos, incluindo comentários e discussões são incluídos no texto, com chamada para as fotos, como citação de Figura seguida por seu número arábico específico (Figura 3).

A sequência numérica de todas as figuras (gráficos, desenhos, fotos, esquemas, algoritmos etc.) é a sua ordem de entrada no texto, independentemente de sua característica ou importância. Jamais misturar numerações de fotos com a de tabelas, cada uma tem a sua sequência numérica própria.

2.15.1.29 Sinais

Se forem colocados identificadores dentro da foto, seta, asterisco, cruz, linha, palavra etc., esses sinais serão os mesmos para cada estrutura em todas as fotos. Assim como foi escrito com relação aos desenhos, o mesmo indicador não se refere a duas ou mais estruturas em fotos diferentes, nem uma mesma estrutura em fotos diferentes poderá ser indicada por sinais diferentes, sendo essas fotos independentes ou em painel na mesma monografia. Se for utilizado um mesmo sinal para estruturas diferentes, esse sinal deverá ter características que os identifique como diferentes entre si. Por exemplo, uma seta poderá indicar várias estruturas, desde que a sua forma varie, seja preta, longa e fina para uma estrutura, preta, curta e larga, para outra estrutura e branca para uma terceira estrutura. Na legenda da foto, cada uma dessas setas será explicada.

Cabe ressaltar que cada sinal precisa ter tamanho suficiente para ser visível, sem ocultar uma parte importante da foto. A cor do sinal deve contrastar com a cor da foto, a fim de ser facilmente identificado. Utilizando sinais brancos sobre fotos escuras e pretos sobre as claras, pode-se indicar a maior parte das estruturas fotografadas. É recomendável evitar mais de três cores nos sinais, incluindo branco e preto, para que não sejam interpretados como falta de seriedade.

2.15.2 Apêndices

2.15.2.1 Documentos da ética

No primeiro parágrafo do Método, foi informado sobre a aprovação pelo comitê de ética e sobre o consentimento de estudos em humanos. No apêndice são incluídos os documentos de submissão desse projeto ao comitê de ética ou sua aprovação. O documento completo do Consentimento Livre e Esclarecido a ser apresentado para leitura e assinatura dos voluntários, citado no método, é incluído como apêndice.

2.15.2.2 Protocolo do trabalho

Todo projeto contém um protocolo, no qual são descritas todas as etapas do trabalho. Nele, detalham-se as variáveis que serão estudadas, seguidas pelo método de cada estudo. Essa proposta pode ser um questionário ou um quadro, para ser preenchido com os dados da pesquisa, ou a descrição de um procedimento, ou um levantamento de literatura, entre muitas outras formas de protocolo.

O protocolo de uma pesquisa é o mais detalhado possível para que o leitor seja capaz de compreendê-lo e reproduzi-lo. A parte geral do protocolo é descrita no Método, enquanto seus pormenores fazem parte do apêndice.

Caso o protocolo seja baseado em estudo prévios publicados em revistas ou livros é obrigatório que a fonte seja incluída nas referências bibliográficas e citada junto ao protocolo, incluindo seu título. Questionários utilizados em outros países e com outras populações precisam ser validados para o Brasil. A validação de um questionário também pode ser um projeto de pesquisa.

2.15.2.3 Cronograma

Grande parte dos projetos tem por objetivo atender editais para obtenção de recursos financeiros, ou para ingresso em uma instituição de ensino e pesquisa, ou para programar atividades profissionais, e assim por diante. Em geral, todos esses propósitos estão limitados a um prazo definido, portanto, o projeto tem que levar em conta esse tempo para ser realizado em sua totalidade. Nesse sentido, ao final de todo projeto insere-se seu cronograma, que não pode ultrapassar o prazo limitado pelo edital ou período para o qual ele foi estruturado. Por outro lado, o prazo não pode ser mais curto, pois, por vezes, há uma bolsa vinculada ao tempo da pesquisa e, durante o período em que o candidato recebe a bolsa precisa trabalhar nesse projeto.

Se o projeto for realizado em um prazo menor do que o determinado no edital, os autores devem incluir mais tarefas, para cumprir todo o período estabelecido, que poderá ser comprovado.

Se o cronograma apresentado no projeto for por um período maior ou menor ao estabelecido pelo edital, ele poderá ser negado por não atender suas normas do edital. Ao confeccionar um cronograma, lembrar que além do trabalho, há a sua preparação, estudo, confecção de protocolos, aquisição de material, aprovação em comitê de ética, redação de relatórios e manuscritos, apresentações em eventos etc. Se, eventualmente, o trabalho não tiver terminado no período previsto, solicita-se prorrogação, que geralmente é concedida se for justificada.

O cronograma mostra em detalhes sequenciais o tempo para cada uma das etapas do projeto. A previsão para o início dos trabalhos deverá coincidir com o início da liberação de recursos ou da admissão dos autores em determinada instituição, ou ainda com o início das metas relacionadas aos objetivos da submissão do projeto. O término do projeto será o definido pelas normas da instituição à qual ele se destina. O tempo proposto para cada etapa apresentada no cronograma terá que ser real, pois os avaliadores do projeto possuem experiência científica ou são assessorados por pesquisadores experientes, que perceberão inconsistências. O cronograma confeccionado de forma inadequada poderá ser reprovado, mesmo que o trabalho proposto seja relevante.

O cronograma poderá ser apresentado em texto contínuo, em itens escritos em linhas diferentes, de acordo com as etapas, em tabela e até em gráfico. O mais importante é que seja facilmente compreensível pelos examinadores. Segue um modelo de cronograma para um trabalho proposto para ser realizado em dois anos, apenas como ilustração.

1. Setembro a dezembro de 2023 – Estudo da literatura relacionada ao projeto.

2. Janeiro de 2024 – Reestruturação do projeto com base nos conhecimentos adquiridos na literatura.

3. Fevereiro a abril de 2024 – Submissão do projeto para aprovação pelo Comitê de Ética e demais instâncias necessárias ao início dos trabalhos.

4. Fevereiro a junho de 2024 – Aquisição de todos os equipamentos, materiais permanentes e materiais de consumo necessários e suficientes para a realização de todo o trabalho. Preparo dos laboratórios para a realização do trabalho. Formação da equipe completa necessária à realização de todas as etapas da pesquisa.

5. Julho de 2024 – Reuniões com toda a equipe para estabelecerem-se tarefas a serem cumpridas por cada um de seus membros. Estabelecimento de metas e prazos de cada meta, em um cronograma a ser cumprido. Discussão sobre a chefia da equipe de trabalho e posterior autoria dos artigos científicos que serão publicados.

6. Agosto e setembro de 2024 – Estudo piloto para avaliar a factibilidade do projeto e percepção de suas limitações.

7. Setembro e outubro de 2024 – Correções do projeto de acordo com as análises do trabalho-piloto e obtenção das variáveis a serem estudadas.

8. Outubro de 2024 a março de 2025 – Realização do trabalho com a coleta de todos os dados a serem obtidos de todas as variáveis estudadas.

9. Abril e maio de 2025 – Análise de todos os dados estatisticamente para a obtenção dos resultados.

10. Junho a agosto de 2025 – Redação dos manuscritos para os artigos científicos, com a participação de todos os membros da equipe. Apresentação do trabalho em eventos científicos pertinentes à área de conhecimento do trabalho realizado, sob a forma de Temas Livres e Cartazes. Revisão dos manuscritos e sua versão para o inglês por profissionais nativos nesse idioma.

11. Agosto de 2025 – Submissão dos manuscritos dos artigos no idioma inglês a revistas relevantes na área específica do trabalho realizado para publicação. Prestação de contas técnica, com envio do manuscrito e do comprovante de submissão para publicação, e financeira, dos gastos feitos e seus comprovantes.

Percebe-se por esse modelo que todas as etapas do trabalho foram realizadas em prazos aceitáveis e foi cumprido todo o período estabelecido para a realização do trabalho, incluindo a prestação de contas.

2.15.2.4 Orçamento

Um dos objetivos principais dos projetos de pesquisa é obter recursos financeiros para a realização de trabalhos científicos. Mesmo as maiores instituições de fomento possuem recursos limitados, geralmente, muito inferiores ao total de solicitações de auxílio que recebem. Nesse sentido, essas instituições devem escolher os projetos de melhor qualidade, que atendam de forma mais adequada necessidades sociais ou que solucionem problemas específicos para os quais os recursos são disponibilizados.

Em geral, todas as instituições de fomento lançam editais públicos disponibilizando recursos para pesquisas em geral ou para um objetivo determinado. Os projetos são avaliados na importância de seus objetivos, factibilidade dos métodos apresentados e sua relação com os objetivos, bem como a capacidade de os autores do projeto em realizá-lo. Essa capacidade é analisada por meio do currículo científico, no qual se observa a qualidade dos trabalhos realizados previamente e as pesquisas realizadas na mesma linha do projeto apresentado, bem como a formação de recursos humanos.

O orçamento apresentado na parte final do projeto é avaliado, portanto, ele deve ser feito criteriosamente. Segue a descrição dos itens mais relevantes a serem colocados no projeto.

2.15.2.5 Material permanente

Neste item entram equipamentos, aparelhos e demais dispositivos que permaneçam na instituição de pesquisa após o término do trabalho e que possam ser utilizados em outras pesquisas, por exemplo, centrífugas, refrigeradores, computadores, maquinários, estufas etc. Cada um desses itens deve ser explicado com o motivo pelo qual ele será indispensável ou importante para a pesquisa. Outro aspecto relevante é a quantidade de cada item, explicando também o motivo dessa quantidade. Se o equipamento ou aparelho já existir na instituição e for disponibilizado para a realização dessa pesquisa, não há motivo para solicitar um novo aparelho e ambos serem subutilizados.

Há editais que recomendam a apresentação de três orçamentos para cada equipamento ou aparelho solicitado, com vista à avaliação de seu custo. Se o material for o mesmo, deve ser considerado o local com o menor preço. Se forem equipamentos similares de fábricas diferentes, valorizam-se os de melhor qualidade e com maior durabilidade. Todos esses aspectos são incluídos e explicados no orçamento, para que o avaliador perceba a importância do que foi pedido. Deve-se ter cuidado para não solicitar equipamentos que serão mais úteis à instituição ou aos pesquisadores do que ao próprio trabalho. Há grupos de pesquisa formados por empresários que criam projetos apenas para conseguirem aparelhos úteis para a sua instituição. Tendo em vista que os avaliadores possuem experiência em pesquisas na área do projeto apresentado e acesso aos valores reais dos orçamentos solicitados, se houver indício de conduta incorreta, é provável a reprovação do projeto, por mais relevante que ele seja, em decorrência da má conduta do solicitante.

2.15.2.6 Material de consumo

Neste tópico são incluídos materiais de desgaste rápido, os descartáveis e os que serão consumidos durante o trabalho. Em geral, a quantidade de materiais de consumo é grande, mas, mesmo assim, cada material deve ser justificado especificamente e na quantidade necessária. Evitar solicitar materiais que já estejam disponíveis onde o trabalho será realizado e nunca solicitar material sem relação com o trabalho a ser realizado. Os avaliadores do projeto possuem experiência suficiente para perceberem atitudes incorretas e indeferem o projeto. Na maior parte das vezes, esses deslizes dos pesquisadores são irrelevantes, mas comprometem seu nome e a obtenção dos recursos.

2.15.2.7 Serviço de terceiros

Neste tópico são solicitadas verbas para pessoas e instituições que não fazem parte do grupo de pesquisa, mas são necessárias para dar suporte, por vezes, indispensável à condução dos trabalhos. Destacam-se os profissionais para a instalação e reparo dos equipamentos, importadores, estatistas, tradutores, revisores de textos, editores de livros e revistas etc. Evitar o uso indevido deste item para beneficiar pessoas sem relação com a pesquisa. Essa atitude, quando descoberta, gera prejuízos pessoais e profissionais elevados, além de ser motivo para indeferimento do projeto.

2.15.2.8 Viagens

Este item somente se justifica em um projeto cujas viagens forem indispensáveis, como estudos em áreas rurais nos quais os pesquisadores precisarem viajar para os locais onde serão realizados os trabalhos. Atualmente, com os meios eletrônicos, muitas viagens são substituídas por reuniões a distância para entrevistas, avaliações etc. Por vezes, os pesquisadores incluem nos projetos de pesquisa viagens para apresentações dos trabalhos em eventos, para visitar outras instituições e para consultas com pesquisadores mais experientes. Esses itens podem ser solicitados se forem previstos nas normas da instituição de fomento. Viagens sem relação direta com o trabalho realizado são motivo de reprovação do projeto.

2.15.3 Anexos

Enquanto, nos apêndices, os itens têm relação direta com o trabalho a ser realizado e são resultado do trabalho intelectual dos autores do projeto, nos anexos são colocados tópicos já existentes na literatura, geralmente de domínio público e documentos sem a colaboração intelectual dos membros do grupo de pesquisa. Entre essas informações há a anuência institucional ao trabalho realizado, fórmulas estatísticas e etapas dos cálculos propostos para obterem-se os resultados, currículos dos membros da equipe e sua anuência para o trabalho proposto, etc.

2.15.3.1 Anuência das instituições

Todo trabalho em uma instituição ou com seu auxílio somente será realizado se houver a concordância oficializada. Portanto, antes de ser apresentado um projeto, é fundamental a certeza de que o trabalho será permitido no local determinado no projeto e utilizando as variáveis propostas. O projeto precisa ser apresentado às autoridades institucionais, para sua anuência. Por vezes, em trabalhos com humanos e com animais, solicita-se a aprovação prévia do comitê de ética.

Ao contrário da pressuposta perda de tempo nas etapas prévias à aprovação de um projeto, há que se perceber o aperfeiçoamento da proposta graças às recomendações dos membros dos comitês e de outros avaliadores. Eventuais dificuldades para se obterem aprovações nas diversas etapas da submissão de um projeto não devem ser consideradas como agressões pessoais, mas como colaborações de outros pesquisadores, que possuem visão diferente dos autores sobre o trabalho proposto.

2.15.3.1 Anuência da equipe de trabalho

Por vezes, os autores de um projeto pressupõem que determinados profissionais, estudantes, técnicos, etc. concordem em participar de um trabalho científico e incluem seus nomes sem os consultar antes. Entretanto, não é incomum esses autores serem surpreendidos por negativas que possam dificultar a realização do trabalho. Por esse motivo, a equipe deve ser formada somente por membros que manifestaram a sua concordância, de preferência, por escrito. Cabe ressaltar a possibilidade de alguns membros da equipe assinarem a sua participação e, por vários motivos, não colaborarem com o trabalho.

2.15.3.1 Currículos dos membros da equipe de trabalho

O objetivo de anexar os currículos de todos os participantes no projeto é mostrar aos avaliadores a capacitação de cada membro da equipe em realizar as tarefas que lhe forem conferidas. Essa avaliação é feita por meio dos artigos publicados e das orientações concluídos, na mesma linha do projeto proposto.

Não há a pretensão de que todos os membros da equipe serem pesquisadores ou profissionais experientes na área do trabalho, apesar de sua importância. Um dos objetivos principais de todos os projetos de pesquisa é a inclusão de estudantes e outros principiantes, para seu aprimoramento científico, na qualidade de formação de recursos humanos. Esse aspecto é relevante para uma avaliação positiva do projeto.

2.15.3.4 Estatística

Todos os testes estatísticos e cálculos para obterem-se os resultados do trabalho já são conhecidos em todas as áreas científicas. Mesmo assim, cabe anexá-los em um item específico para explicar a sua inclusão e seleção entre os demais testes também possíveis de serem realizados na proposta. Não é necessário detalhar cada teste e cálculo. Evitar a linguagem matemática de difícil compreensão por quem não é profissional da estatística. Este tópico tem apenas o objetivo de mostrar os cálculos que serão realizados de forma simples e compreensível.

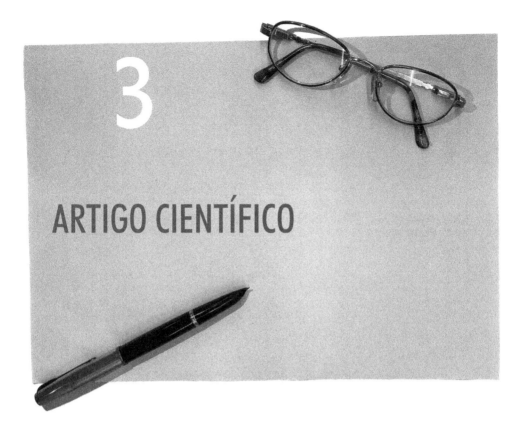

3 ARTIGO CIENTÍFICO

A comunicação científica pode ser feita por meio de artigos científicos, teses, cartilhas, boletins, livros, apresentações em eventos científicos, na forma de conferências, palestras, mesas redondas, painéis, cursos, trabalhos coletivos, temas livres ou cartazes, bem como na imprensa leiga escrita, em rádio ou televisiva e, também, por redes sociais.

Cada uma dessas formas de comunicação possui características próprias e valor científico diferente. Neste capítulo será apresentado o artigo científico, que é a divulgação de maior credibilidade, por ter transposto múltiplas etapas rigorosas e ter recebido aprovação de profissionais com elevada capacidade científica, para ser publicado.

3.1 Tipos de artigos científicos

Há muitos tipos de trabalhos científicos publicados como artigos em revistas especializadas. Seguem os tipos mais frequentemente encontrados nas revistas.

3.1.1 Artigo Original

O artigo científico padrão e que possui maior relevância é o artigo original, que é a publicação de uma pesquisa conduzida em bases científicas bem estabelecidas e estruturadas. Essa pesquisa pode ser feita em laboratório de todas as áreas do conhecimento, experimental (em animais), clínica (em humano doente), epidemiológica (cuidados com a saúde humana), nosológica (relativa a doenças humanas), demográfica (características humanas), etc. Essas pesquisas podem ser realizadas em um único laboratório, instituto, hospital, entidade de qualquer tipo, constituindo um único centro científico-profissional, mas também pode ser multicêntrico, com a coleta de dados e o processamento em um número variável de locais diferente. O local ou o método científico não se relacionam com a sua qualidade, que depende da forma como os autores conduziram a sua pesquisa.

3.1.2 Editorial

O editorial é escrito por um dos editores da revista ou por um convidado . Eventualmente, o corpo editorial pode aceitar um artigo destacado e incluí-lo como editorial, com a concordância de seus autores. Esse artigo não possui estrutura definida. Ele pode referir-se a um tema atual da sociedade, a um ou mais artigos do mesmo fascículo da revista, sobre um assunto relevante dentro da área de conhecimento da revista ou de qualquer outra área, geralmente, humanística (literatura, história, ética, sociologia, comportamento, educação, etc.).

Em editoriais, também se prestam tributos a personalidades e lembram-se de fatos que foram marcantes na área de conhecimento ou na especialidade da revista. O editorial pode fundamentar-se em dados da literatura, com referências bibliográficas, ou ser um ponto de vista do autor sobre determinado assunto e dispensar referências.

Considerando que os autores de editoriais são profissionais com amplo conhecimento científico e humanístico, a eles é dada liberdade de redação, pois são todos experientes em redigirem artigos científicos.

3.1.3. Revisão de literatura

Os artigos de revisão assemelham-se a capítulos de livros. Os autores levantam a literatura sobre determinado assunto e o apresentam com a sua visão crítica. O mérito maior desse artigo está na qualidade científica de seus autores, que devem ter grande experiência específica no tema sobre o qual optaram por dissertar. O maior valor de todo trabalho científico está na contribuição intelectual de seus autores, cujo conhecimento é capaz de selecionar os artigos mais relevantes da literatura para serem incluídos em seu artigo. Essas revisões têm grande valor científico e cultural, pois orientam no aprendizado específico da questão e na solução de problemas relacionado a ela, tendo por base o conhecimento atualizado. Mesmo assim, o valor da revisão de literatura é transitório e diminui com o tempo, por se tornar desatualizado, em decorrência do rápido avanço científico em todas as áreas do conhecimento.

Há muitos profissionais iniciantes e até estudantes que já realizaram levantamentos de literatura para trabalhos acadêmicos e que decidem tentar a sua publicação, em geral rejeitada ou publicada em revistas sem leitores, incluídas em bases de dados secundárias. Esses trabalhos não trazem contribuição alguma, pois seus autores apenas juntaram informações da literatura e nada acrescentaram a ela por falta de cultura e experiência pessoal.

3.1.4 Comunicações curtas

São, em geral, artigos pequenos e preliminares, com vista a preservar a prioridade em uma ideia ou voltar a um trabalho já iniciado e com prenúncio de ter um importante valor , podendo levar a mudanças de conceito, que é o máximo a ser alcançado por qualquer trabalho científico. Esse tipo de comunicação é conhecido também como Nota Prévia. Em geral, não há uma estrutura definida para essa comunicação, que depende de seus objetivos.

As referências bibliográficas podem ser poucas e muito específicas, pois o essencial é o conteúdo do artigo em si.

3.1.5 Carta ao editor

Esse tipo de artigo é curto e redigido em texto contínuo ou com alguma estrutura em tópicos, de acordo com os autores e permissão da revista. Possui poucas ou nenhuma referência bibliográfica. Esse texto pode ser uma comunicação breve ou uma nota prévia, entretanto, a maioria desses artigos refere-se à observação do leitor sobre determinado artigo publicado na revista, em fascículo recente. Essas cartas podem ser favoráveis e até trazer mais subsídios às afirmações feitas no artigo previamente publicado, mas também podem opor-se a esse artigo e trazer dados e posicionamentos contrários aos apresentados pelos outros autores.

3.1.6 Relato de caso

Esse tipo de artigo é próprio de revistas médicas ou voltadas à saúde. Esses relatos são os artigos mais submetidos em saúde e os mais rejeitados pelos editores das revistas. Em geral, a submissão é feita por um profissional da saúde ou estudante de uma das especialidades da Saúde e que cuidou de um paciente humano ou animal, com uma característica ou doença rara, ou ainda que foi submetido a um procedimento incomum. Para ser aceito, o relato deve versar sobre uma doença ou característica muito rara e sobre a qual há pouca literatura.

Outra possibilidade favorável à publicação é os autores apresentarem uma conduta original na condução e no tratamento do paciente, com base em sua experiência profissional e que se acompanhou de sucesso maior ao existente por outros métodos ou que solucionou um problema de difícil resolução.

Há ainda a possibilidade de um relato de caso ser aceito por causa de uma discussão muito bem-feita por autores com experiência no assunto e que apresentam uma visão crítica sobre o caso apresentado também sobre a literatura correspondente.

Há ainda diversos outros tipos de artigos científicos mais raros e que podem ser publicados, com relevância específica na área do conhecimento à qual pertence.

3.2 Características do manuscrito

Cada tipo de artigo científico possui particularidades especificadas nas instruções aos autores de todas as revistas. Apesar de haver grande semelhança entre essas orientações para publicação, os autores precisam ter atenção a todos os detalhes desses documentos para seguir exatamente as recomendações, pois a desobediência de apenas uma delas impede que o artigo chegue ao editor da revista. Cada manuscrito submetido é minuciosamente analisado por um corpo de técnicos da revista, sem conhecimento científico, mas cuja função é verificar se todas as normas da revista foram cumpridas pelos autores da submissão. Essas guias são muito importantes para manter a uniformidade da apresentação de todos os artigos publicados e prevenir o trabalho dos editores e técnicos de corrigir aspectos editoriais de cada manuscrito aceito para publicação.

3.2.1 Título

O título de um trabalho científico assemelha-se a um nome ou um emblema, isto é, ele resume o artigo científico. Um bom título atrai o olhar do leitor e estimula sua curiosidade em ler o conteúdo. Já um trabalho com título inadequado tende a ser rejeitado, mesmo que ele seja de excelente qualidade, pois não será lido. Atualmente, a escolha dos artigos para leitura é feita dentro da base de dados. Para cada assunto solicitado, são listados dezenas, centenas e até milhares de títulos, junto com seus autores e revistas nas quais são publicados. Pelo tamanho da lista de opções, é improvável que o leitor abra todos os artigos para ler, ao menos o seu resumo, portanto, resta a opção de selecionar apenas pelo título do artigo aqueles que parecerem de mais interesse aos seus objetivos.

Antigamente, a leitura era feita por revistas relevantes, porém, atualmente, ninguém mais abre um artigo por estar em uma determinada revista, cuja presença tornou-se irrelevante na escolha do leitor. Por esse motivo, o fator de impacto da revista, que ainda é valorizado por algumas instituições, tende a perder a sua relevância. Na lista de artigos das bases de dados, revistas com elevado fator de impacto estão junto com outras sem impacto algum, mas, mesmo assim, contém excelentes artigos, por vezes, até muito mais referenciados do que artigos das revistas proeminentes.

Tendo em vista que a escolha do artigo será somente por seu título, a princípio, sem atenção alguma aos nomes dos autores ou da revista, cabe destacar que um artigo publicado será lido somente se tiver um título atraente ou se ele for mencionado favoravelmente em outro artigo científico ou livro previamente lido. Nesse sentido, recomenda-se muita atenção na redação do título. Apesar de a leitura do artigo iniciar pelo título, frequentemente ele é a última parte do artigo a ser escrita.

3.2.2 Características

O título deve ser o mais curto possível e conter o mais importante do artigo. Se o trabalho tiver trazido um conhecimento relevante e de grande interesse, o título poderá ser uma síntese da conclusão do manuscrito, utilizando o mínimo de palavras possível, porém sem perder o foco do assunto. Por outro lado, se a conclusão do trabalho não for proeminente e o artigo não trouxer uma novidade atraente, o título poderá ser uma síntese do objetivo que levou à realização da pesquisa.

O objetivo de um trabalho científico é, em geral, atraente, pois descreve a motivação maior dos autores no sentido de dispender tempo, esforço mental, recursos financeiros e desgaste físico, para cumprir a meta proposta, colocando outras tarefas e o descanso em segundo plano. Portanto, o título de um artigo científico poderá ser a síntese tanto do objetivo quanto da conclusão. Já em um projeto de pesquisa, será a síntese apenas do objetivo, pois o trabalho ainda não foi realizado, conforme pode ser lido no capítulo específico deste livro.

Todo título grande pode ser diminuído para uma linha ou pouco mais, mantendo-se dentro dos limites de palavras ou letras permitido pela revista em suas normas. Seguem algumas orientações para reduzir títulos:

- No título, evitar artigos definidos, pois eles somente poderão ser utilizados após o substantivo ter sido mencionado previamente. Considerando que nenhuma palavra do título foi citada anteriormente, não há ainda algo definido.

- Evitar incluir no título explicações sobre determinados termos, redundâncias e pleonasmos. Escrevendo a palavra exata, ela já possui em si todas as características que se deseja ressaltar. Por esse motivo, em redação científica, principalmente no título, os autores precisam meditar sobre cada substantivo escrito, no sentido de escolher o mais adequado para explicitar a ideia a ser exposta. Cuidado especial deve-se ter com palavras utilizadas vulgarmente para especificar algo diferente de seu real significado.

- Não incluir partes do método, pois elas são apenas um meio pelo qual se alcançaram os resultados do trabalho e constituem um aspecto secundário, a menos que a apresentação desse método seja o objetivo do artigo.

- Resultados também devem ser evitados, pois o mais importante do resultado estará na conclusão, que poderá tornar-se título.

- O título não deve conter comentários, apenas dados específicos e relevantes do trabalho.

- Evitar adjetivos, principalmente se forem superlativos ou de reforço, pois a linguagem científica é simples, direta e não admite ornamentos, que provavelmente serão malvistos pelos leitores, tendo em vista que a leitura científica não é uma leitura de mercado.

- Não incluir parênteses, contendo, em geral, detalhes do título ou do trabalho, que, por estarem entre parênteses, já são por si menos importantes e serão detalhados no texto do artigo.

- Evitar abreviaturas, símbolos e siglas que não sejam de domínio comum e já consagrado pelo tempo e uso frequente dentro da área do conhecimento do artigo.

- Não incluir no título citações nem culto à personalidade, a menos que o artigo seja sobre um determinado indivíduo de destacado valor.

- Evitar palavras óbvias e subentendidas naturalmente, como estudo, avaliação, pesquisa, análise, resultado, busca, relevância, importância, estimativa, exame, investigação, etc.

- Não acrescentar informações de literatura ou de outros autores, a menos que o artigo tenha por objetivo destacar uma revisão bibliográfica específica sobre determinados autores.

Todas as informações do título são obrigatoriamente verdadeiras e restritas ao trabalho realizado. Na redação científica, é inadmissível o exagero ou a extrapolação de fatos. O título simples e direto é atraente por si quando restrito ao trabalho realizado.

3.2.3 Subtítulos

Os subtítulos justificam-se se forem indispensáveis e trouxerem contribuição relevante, que atraia a curiosidade do leitor, para aspectos importantes a serem encontrados dentro do texto.

As normas e restrições para os subtítulos são as mesmas apontadas para os títulos. Na literatura científica, a maior parte dos subtítulos não traz informação relevante alguma e é dispensável. Como exemplo desses subtítulos inúteis, citam-se "análise de 200 pacientes", "relato de caso", "estudo retrospectivo", "casuística de uma instituição", método original, avaliação preliminar, etc. Por vezes, um subtítulo inadequado afasta o leitor de um artigo cujo título é atraente e certamente teria estimulado a sua leitura.

3.2.4 Página de rosto

Página de rosto, também chamada folha de rosto ou, em versão do inglês, página título. Ela constitui a primeira página de todo artigo científico a ser submetido para publicação e possui uma formatação própria, seguindo as normas determinadas pela revista em suas instruções aos autores. Cada revista possui regras próprias, porém existe uma uniformidade na apresentação básica dessa página, conforme mostrado a seguir:

- Na parte mais alta e no meio da página, escreve-se, com letra maiúscula, qual é o tipo de artigo científico que está sendo submetido, "EDITORIAL", "ARTIGO ORIGINAL", "ARTIGO DE REVISÃO", "RELATO DE CASO", "NOTA PRÉVIA", "COMENTÁRIO SOBRE ARTIGO CIENTÍFICO", "CARTA AO EDITOR", "RESPOSTA A CARTA AO EDITOR", etc. Esse título deve caracterizar o artigo, de acordo com as normas da revista. Por exemplo, o Artigo Original pode também ser denominado Pesquisa Original ou Estudo Original ou Artigo de Pesquisa etc.; Relato de Caso pode ser Estudo de Caso, Estudo de Paciente, Carta de Caso, etc.; Carta ao Editor pode receber o nome de Carta ou Correspondência e assim por diante.

- Na linha seguinte, coloca-se o título completo, também com letras maiúsculas. Esse título deve ser escrito com o número de palavras ou de letras determinado pelas normas da revista. Mesmo que não haja limite, recomenda-se o título mais curto possível, conforme foi referido nos aspectos deste livro. Existem revistas de vários países que solicitam o título além do inglês, no idioma do país e até em um terceiro idioma. Nessa situação, caso não se domine os idiomas recomendados, recorre-se aos tradutores eletrônicos para essa inclusão, que deverá ser revisada pelos autores, pois determinadas palavras podem ser traduzidas com outro significado, prejudicando assim todo o trabalho.

- Abaixo do título, escreve-se o Título Curto, também denominado Título Corrido, Título Abreviado, Título Resumido, Título de Cabeçalho, etc. de acordo com a revista. Ainda nas normas da revista, recomenda-se o número máximo de palavras ou de letras permitido. Se o título completo estiver dentro do número de letras do título abreviado, ele poderá ser repetido. Todas as palavras do título abreviado deverão constar no título completo. A finalidade do título abreviado é a mesma das palavras-chave, a classificação bibliográfica do artigo, facilitando que ele seja encontrado em bases de dados. Ele também poderá ser o cabeçalho de todas as páginas do artigo nas revistas que incluem esse tipo de cabeçalho.

- Nas linhas a seguir, colocam-se em ordem de entrada os nomes de todos os autores, seguidos por seu grau ou título, em inglês e de forma geralmente abreviada, por exemplo, MD, PhD, MS, Professor, FACS, etc. Em seguida, a cada autor, inclui-se o número de seu ORCID (*Open Researcher and Contributor Identifier*), que é a identificação alfanumérica do pesquisador em uma base de dados única, na qual estão inscritos todos os pesquisadores. Caso o autor não possua essa identificação, ele deverá criá-la na base de dados eletrônica específica. Esse processo é muito rápido e com resultado imediato. Por intermédio dessa identificação, os dados bibliográficos mais relevantes podem ser encontrados. Após a identificação ORCID, escreve-se o número correspondente à instituição à qual o autor pertence. Se todos os autores pertencerem à mesma instituição, não há necessidade de incluir esse número. Segue um exemplo:

José Silva Neto, MD, PhD, Professor of Biochemistry, ORCID 0000-0011-5252-9431,[1]

- Nas linhas seguintes, são escritas, em linhas separadas, todas as instituições nas quais o trabalho foi realizado ou que tenham relação com o trabalho e às quais os autores pertencem, precedidas por números sequenciais. Esses serão os números a serem escritos no final da identificação dos autores, conforme a sua inclusão, podendo o autor ter mais de um número, se pertencer a mais instituições mencionadas. Cada instituição deve ser seguida por seu endereço completo. Como exemplo:

1 – Faculdade de Medicina da Universidade Federal de Minas Gerais – Avenida Alfredo Balena, 190, Belo Horizonte, Brazil.

- Nas linhas seguintes, insere-se o autor correspondente, geralmente o primeiro ou último autor, porém pode ser qualquer um que o grupo de autores decida. Inclui-se o nome completo do autor, endereço, que pode ser residencial ou de trabalho, os números de telefone e FAX (apesar de este dado já não ter mais utilidade), e-mail e outros eventuais contatos, como rede social. Como exemplo:

Professor José Silva Neto – Avenida Alfredo Balena, 190, 4th floor, room 423. Belo Horizonte, MG 30130-100 Brazil.

Telephone number: +5531999121212 and +553134091212,
FAX number 553134091215.

e-mail: josesilvaneto@biochemistry.ufmg.br

Todas essas informações devem caber preferencialmente em uma única página. Ressalta-se novamente que esse é apenas um modelo fantasia de página rosto, adotado por grande número de revistas, porém os autores devem seguir rigorosamente a sequência de informações solicitadas por cada revista em suas instruções, sem complementar com informações não solicitadas.

3.2.4.1 Informações complementares

Diversas revistas recomendam a inclusão na página rosto de todos os dados relacionados à identificação dos autores e das instituições, que estiverem inseridos no manuscrito, para que os revisores não tenham acesso a essas informações confidenciais. Nessa situação, a página rosto será seguida de várias outras páginas, que conterão:

- Dados completos do Comitê de Ética que aprovou o projeto relacionado ao trabalho realizado, inclusive o número completo do processo para ser encontrado por meio eletrônico.

- Locais onde o trabalho foi realizado, caso sejam diferentes das instituições apresentadas na página rosto.

- Agradecimentos pessoais e institucionais.

- Instituições de onde foram obtidos os recursos financeiros para a realização do trabalho.

- Conflitos de Interesse de cada um dos autores.

- Contribuições de cada um dos autores para o trabalho que foi realizado etc.

Cada um desses dados deve ser apresentado como tópico separado. Há ainda revistas que solicitam a inclusão da carta de submissão do artigo e até a transferência de direitos autorais para a editora da revista junto com a página rosto.

3.2.5 Autoria do artigo

Quando alguma pesquisa tem a potencialidade de impacto maior na comunidade científica ou na sociedade, existe a tendência de cada um dos seus autores desejar ser o primeiro. Tendo em vista que as investigações são, geralmente, o resultado da contribuição de vários pesquisadores, é natural que cada membro da equipe considere a sua parte como sendo a mais importante. O impasse criado pode colocar em risco a própria publicação e comprometer o relacionamento dentro da equipe.

Outra situação comum e deselegante ocorre quando um dos autores, com maior poder científico ou institucional, mesmo sabendo que sua importância no trabalho foi menor, sobrepõe-se aos demais membros da equipe, que de fato foram os responsáveis pela pesquisa. Lamentavelmente, muitos desses indivíduos sem ética obtêm sucesso com esse comportamento, não somente na publicação científica, mas também em outras atividades humanas. Essas pessoas com elevado posto hierárquico, condição econômica, nível social, situação política, idade, fazem discursos favoráveis à justiça, desde que seus interesses estejam preservados, mesmo de forma imoral.

A principal condição para quem trabalhou ser incluído entre os autores é ter tido contribuição intelectual na pesquisa. A falta de critérios uniformemente aceitos quanto à autoria revela-se nas diferentes normas criadas por instituições, equipes e setores científicos. Apenas para exemplificar, o primeiro autor pode ser o que teve a ideia, o que mais trabalhou, o orientador da investigação, o coordenador do grupo de pesquisa ou ainda o responsável pelo setor ou pela instituição onde foi desenvolvido o trabalho. Já o último autor pode ser entendido como o que menos trabalhou, o orientador da investigação, o responsável pela instituição onde a pesquisa foi desenvolvida ou aquele que financiou o trabalho.

A seguir, são discutidos aspectos relevantes na decisão pela autoria de um trabalho. A Tabela 1 traz o resumo desses tópicos e sugere uma pontuação para cada um deles.

Tabela 1 – Pontuação para autoria, de acordo com a participação no trabalho

Participação	Pontos
Criar a ideia que originou o trabalho e elaborar hipóteses	6
Estruturar o método de trabalho	6
Orientar ou coordenar o trabalho	5
Escrever o manuscrito	5
Coordenar o grupo que realizou o trabalho	4
Rever a literatura	4
Apresentar sugestões relevantes ao trabalho	4
Resolver problemas e criar aparelhos fundamentais	4
Coletar dados	3
Apresentar o trabalho em evento científico	2
Chefiar o local onde o trabalho foi realizado	2
Fornecer pacientes, animais, material e verba para a realização do trabalho	2
Trabalhar na rotina da função, sem contribuição intelectual	1
Participar mediante pagamento específico	- 5

3.3 Criar a ideia que originou o trabalho e elaborar hipóteses

Todo trabalho científico é oriundo de uma ideia, na maioria das vezes, buscando resposta para um problema. Surgem hipóteses em torno desse tema e propõem-se protocolos para seu desenvolvimento. Em várias culturas, é citada a sentença que Lévi-Strauss lapidou como "Sábio não é o homem que fornece as verdadeiras respostas, mas o que formula as verdadeiras perguntas". É incontestável que a qualidade do trabalho depende do valor da dúvida proposta e de sua correta estruturação. Se a pergunta tiver sido bem-feita, ela pode conter o caminho para alcançar a resposta. Essa primeira etapa é certamente a base, sem a qual o trabalho jamais existiria. Portanto, aquele que teve a ideia e soube expor o problema merece receber a pontuação mais elevada, que é 6.

Não são raras as boas ideias que surgem até de pessoas leigas no campo de conhecimento em que teriam aplicabilidade. Conversas informais podem resultar em investigações científicas relevantes. Cabe a quem elaborou a proposta participar da equipe que desenvolverá pesquisa, independentemente de seu conhecimento científico na área do trabalho.

3.4 Estruturar o método de trabalho

A segunda etapa do trabalho, tão importante quanto a ideia, é sua estruturação para testar as hipóteses ou buscar a solução do problema. É preferível que o autor da ideia também seja capaz de estruturá-la, porém não há desonra em ceder essa função a quem possa delinear a pesquisa de forma mais adequada. Diante da importância desta fase, o seu valor não pode ser inferior ao concedido a quem teve a ideia, portanto, 6.

3.4.1 Orientar o trabalho

A orientação ou coordenação da pesquisa não deve ser entendida como um relacionamento entre mestre e discípulo. Qualquer pesquisador ou equipe pode necessitar do auxílio de uma pessoa experiente no assunto, principalmente em um campo científico fora da área de atuação dos investigadores. Nesse caso, é aconselhável recorrer a um perito no tema considerado, para torná-lo um membro da equipe.

É evidente que a pontuação do perito não pode estar ao mesmo nível de quem teve a ideia ou delineou o trabalho. Todavia, por participar de toda pesquisa, ele tem uma pontuação destacada dentre os autores, no valor de 5.

3.4.2 Escrever o manuscrito

É indispensável que todo trabalho científico, depois de concluído, seja escrito e enviado para publicação. Não faz sentido realizar um estudo, independentemente do valor de sua aparente contribuição científica, e não o divulgar. Todo artigo contribui de alguma maneira para o progresso humano e pode auxiliar outras pessoas que trabalham na mesma área do conhecimento. A importância do manuscrito concede a quem o redigiu a pontuação 5.

3.5 Coordenar o grupo que realizou o trabalho

A função de coordenar o grupo que está desenvolvendo a investigação é importante, pois é papel do líder aglutinar os membros da equipe e colocá-los nas funções que lhes forem mais adequadas. O entrosamento dos pesquisadores também depende, em grande parte, do coordenador. Eventuais divergências, tanto na parte específica da pesquisa quanto no relacionamento pessoal, são solucionadas com o auxílio do coordenador.

Pressupõe-se que essa pessoa seja um pesquisador mais experiente, capaz de enriquecer com seu conhecimento os trabalhos realizados pelo grupo. Portanto, mesmo não sendo indispensável, ele faz jus à pontuação 4.

3.5.1 Rever a literatura

A revisão bibliográfica deve fazer parte de toda pesquisa, pelos subsídios que ela traz à elaboração do projeto e para confrontar os resultados obtidos no trabalho com os previamente encontrados por outros autores. O estudo pode ser conduzido sem essa etapa e alcançar um bom êxito, porém, corre-se o risco de cometer erros que venham comprometê-lo e até invalidá-lo por falta de conhecimento já existente na literatura. Nesse sentido o valor concedido por essa revisão é 4.

3.5.2 Apresentar sugestões relevantes ao trabalho

Em todas as fases da pesquisa podem surgir obstáculos que necessitem de soluções que facilitem sua realização. Tais mudanças podem alterar o foco da pesquisa, assim, cabe meditar sobre as suas repercussões e contar com a aprovação de toda a equipe antes de incorporá-las. Somente se tiver havido valorização do trabalho em decorrência de alguma sugestão marcante que tornou a pesquisa mais relevante, seu autor merece receber a pontuação 4.

3.5.3 Resolver problemas e criar aparelhos fundamentais

Não é incomum que, durante uma investigação, surjam impasses que coloquem em risco todo o estudo. A resolução de obstáculos, inclusive com a criação ou modificação de equipamentos é imprescindível, sob pena de perder-se o trabalho. Assim, quem for capaz de solucionar problemas maiores merece a pontuação 4.

3.5.4 Coletar dados

A coleta dos dados é um trabalho monótono e demorado, porém não requer contribuição intelectual e pode ser realizada por quem sequer tem formação em pesquisa ou na área do trabalho. Estudantes e técnicos podem fazer esse trabalho tão bem quanto pesquisadores destacados. Para caracterizar melhor o real valor dos que coletam dados, exemplifica-se com os recenseadores dos censos demográficos, que preenchem questionários durante todo o dia por meses. Esse é um trabalho cansativo, muito demorado e indispensável à pesquisa, mas cada um dos recenseadores é facilmente substituível por outra pessoa, pois não exige preparo maior ao de ser alfabetizado, nem sequer conhecimento dos objetivos do trabalho que ele exerce. Apenas pelo esforço de colher os dados, a pontuação é 3.

Tal situação pode gerar conflito com alguns membros da equipe que, somente por terem coletado dados, julgam-se no direito de serem autores da pesquisa e, eventualmente, almejam até a condição de primeiro autor, por terem trabalhado mais e por um tempo muito mais longo aos demais autores. Na realidade, deve-se ter muito claro que, em trabalho científico, somente quem participa intelectualmente merece autoria. Os auxílios não intelectuais podem receber agradecimento. Para evitar disputas desagradáveis, essas informações são esclarecidas no início do trabalho.

3.6 Apresentação do trabalho em eventos científicos

Muitos estudos, antes de serem publicados em revista, são apresentados como comunicações, temas livres ou cartazes, em eventos científicos. Tal procedimento é aconselhável, pois o debate pode trazer contribuições úteis ao desenvolvimento da investigação em si. Novos estudos na mesma linha também podem ser sugeridos por quem assiste a essas apresentações. O correto é a apresentação ser feita por um dos membros da equipe de trabalho, porém, por motivos diversos, pode não haver disponibilidade de quem fez o trabalho para apresentá-lo. Nesse caso, recorre-se a uma pessoa externa à equipe e que compareça ao evento por motivos diversos, para fazer a apresentação, que será preparada pela equipe. Nessa apresentação, cabe observar as normas do evento. O apresentador, nessa ocasião, pode até se tornar primeiro autor, sem compromisso algum ou relação com a autoria do artigo científico. Ordem de autoria em evento científico tem valor real menor no desenvolvimento da pesquisa e a sua pontuação apenas pela apresentação, posteriormente relatada aos membros da equipe, é 3.

3.6.1 Chefiar o local onde o trabalho foi realizado

O fato de ser chefe e ainda participar dos trabalhos é digno de pontuação específica. O mérito está no poder aglutinador da maioria dos chefes e no incentivo que a sua presença trabalhando é para os demais membros da equipe. Todavia, sua contribuição precisa ser também intelectual, para ser incluído na autoria. Apenas a função de chefe concede 2 pontos.

3.6.2 Fornecer pacientes, animais, material e verba para condução do trabalho

Em geral, todos os pacientes e seus exames complementares estão sob a responsabilidade de equipes de saúde, que têm o compromisso de preservar a confidencialidade de identidade. Em situações especiais e após aprovação por comitê de ética, profissionais da saúde permitem o uso de dados de seus pacientes para determinadas pesquisas, desde que se preserve o sigilo. Esses pacientes também podem aceitar voluntariamente participar do estudo, após assinarem o Consentimento Livre e Esclarecido.

Estudos em animais também requerem permissão para serem disponibilizados, após aprovação por comitê de ética. Frequentemente, são necessários aparelhos ou equipamentos que a equipe de pesquisa não possui, mas podem ser disponibilizados por laboratórios, instituições, hospitais, clínicas etc. para a realização do trabalho.

Os responsáveis por esses pacientes, pelos animais e pelos aparelhos e equipamentos disponibilizados para a pesquisa têm mérito e cabe-lhes 2 pontos, tendo em vista que mesmo não tendo trazido contribuição intelectual, tornaram possível a realização do trabalho.

Quanto mais elevado o nível da investigação, mais dispendiosa ela se torna. Cabe a quem pesquisa obter recursos para seu trabalho, já que são raros os que têm condição de financiar suas próprias pesquisas. Habitualmente, os membros da equipe com mais experiência em pesquisa possuem facilidade em obter financiamentos oriundos de órgãos ou instituições de fomento. A esse auxílio, que não requer trabalho intelectual voltado à pesquisa em si, cabem 2 pontos.

3.6.3 Trabalhar na rotina da função

Muitas pesquisas dependem da colaboração de diferentes profissionais, que, ao atuarem em suas funções de rotina, podem auxiliar na pesquisa. Entre os múltiplos exemplos, mencionam-se bibliotecários, estatísticos, técnicos, secretários, etc. Na maioria das vezes, eles não têm um envolvimento com a pesquisa e sequer a conhecem. Seu trabalho restringe-se a cumprir a tarefa que lhes foi solicitada, sendo-lhes concedido 1 ponto.

3.6.4 Participar mediante pagamento específico

Toda atividade científica pressupõe um ideal maior e não condiz com a remuneração financeira específica a ela. É evidente que os pesquisadores têm obrigações individuais, familiares e sociais mediadas pelo dinheiro e precisam ser pagos adequadamente para sua sobrevivência digna, bem como a de seus dependentes. Contudo, os recursos pessoais recebidos, sob forma de honorário, salário e bolsa, não são específicos para determinado trabalho, mas por sua atividade profissional e científica.

Caso haja a necessidade do auxílio de determinado profissional para a realização do trabalho e ele colocar preço por seu auxílio específico ao trabalho, o grupo poderá arcar com esse custo. Esse participante receberá os pontos de acordo com as funções realizadas, porém deles serão subtraídos 5 pontos, referentes ao pagamento recebido.

3.7 Autor honorário

Finalizado o trabalho, os pesquisadores podem decidir conceder, de forma incorreta, autoria a uma pessoa alheia à pesquisa. O autor honorário é a forma mais comum de autoria inapropriada e é encontrada em cerca de 25% dos artigos científicos. Concede-se autoria honorária para:

- Homenagear alguém importante na vida pessoal, profissional ou científica de um ou mais membros da equipe.

- Homenagear alguém que, de alguma maneira, esteja ligado ao trabalho realizado, mesmo sem ter participado diretamente nele.

- Incluir um pesquisador notório cientificamente, para facilitar a publicação.

- Retribuir uma autoria honorária recebida anteriormente.

- Melhorar a produção científica de um membro da instituição em dificuldade profissional, por falta de produtividade.

O autor honorário tem que ser convidado e seu nome somente pode constar na autoria do trabalho após a sua aprovação por escrito. Uma vez incluído na publicação, esse autor será também responsável pelo conteúdo do trabalho. Portanto, ele somente deverá aceitar essa honra após analisar muito bem o manuscrito e certificar-se da veracidade de todas as informações nele contidas.

3.7.1 Usurpação de trabalhos e autorias, autor fantasma

A moral vigente até recentemente permitia que o chefe do local de trabalho tivesse um poder quase absoluto sobre seus subalternos. Obrigatoriamente, seu nome constava em todos os artigos, muitas vezes em primeiro lugar, mesmo sem ter prestado contribuição alguma e até sem conhecer o tema. Esse comportamento passou a ser punido nos países onde a desonestidade científica está inserida na lei de fraudes, falsificações e plágio. De acordo com o Código de Ética Médica do Brasil em seu art. 137, "É vedado ao médico publicar em seu nome trabalho científico do qual não tenha participado; atribuir-se autoria exclusiva de trabalho realizado por seus subordinados ou outros profissionais, mesmo quando executados sob sua orientação".

Em contrapartida, deixar de incluir um colaborador que merecidamente deveria estar entre os autores é outra forma de usurpação cometida pelos demais autores. Ao retirar um autor que tenha tido mérito no trabalho realizado, tornando-o "Autor Fantasma", comete-se um erro grave e mostra debilidade de caráter dos demais autores que participaram desse crime.

Não é infrequente o abuso por parte de indivíduos ou grupos de pesquisa que se apossam das ideias de outros e desenvolvem trabalhos, ocultando aqueles que, de fato, elaboraram o problema ou traçaram caminho para sua solução. A espionagem científica e o abuso de alguns editores e revisores inescrupulosos que recusam um manuscrito para depois eles mesmos realizarem o mesmo trabalho e o publicarem. Membros desonestos de comissões científicas são outro exemplo de tais ocorrências criminosas.

3.7.2 Critérios para ordenar os autores

Existem várias regras para estabelecer a ordem dos autores de um trabalho científico. Muitos grupos de pesquisa possuem normas próprias, dentro das quais há harmonia. Não se deve alterar esse equilíbrio, sob pena de criar conflitos que coloquem em risco a própria integração da equipe. A melhor conduta é o acordo de todos os membros da equipe quanto à autoria, antes de iniciarem a pesquisa. Qualquer imposição é condenável, principalmente se vier de um superior que tenha controle sobre os demais.

Dentro dos critérios apresentados, cada um dos membros da equipe receberá os pontos correspondentes aos tópicos em que tiver participado. Não há limite de pesquisadores participantes em cada tópico nem de tópicos para cada pesquisador. Depois de cada pesquisador receber todos os pontos de direito, somam-se os valores e incluem-se as autorias em ordem decrescente até o mínimo de sete pontos, abaixo dos quais concede-se apenas agradecimento. Se houver empate na pontuação, consideram-se os valores maiores obtidos.

3.8 Responsabilidade pelo trabalho

Em ciência, parte-se do princípio de que todo autor é honesto e os dados que ele apresenta são verdadeiros. Responsabilidade sobre sua produção científica confere reputação ao pesquisador. Portanto, deve-se ter muito cuidado antes de permitir a inclusão do nome no artigo a ser publicado. O manuscrito terá que ser lido com muita atenção e o autor precisa ter segurança sobre sua veracidade. Nas normas das revistas há a assinatura por todos os autores, com as seguintes finalidades:

- Para que todos possam ser responsabilizados por qualquer inverdade que tenha sido publicada.

- Para evitar que o manuscrito seja enviado para publicação sem a aprovação de todos os autores.

- Para prevenir que seja incluído o nome de algum autor sem a sua permissão ou aprovação dos demais.

Falsificar assinaturas é crime. Ainda neste tópico, ressalta-se que o autor é responsável pelos títulos e graus com os quais se apresenta. Conforme o Código de Ética Médica do Brasil, art. 135, "É vedado ao médico anunciar títulos científicos que não possa comprovar(...)".

3.9 Resumo

Mesmo sendo o primeiro tópico do texto, o resumo é escrito somente após a conclusão de toda a redação do artigo e de todas as suas revisões. Assim como todas as partes do artigo, o resumo também deve seguir precisamente as normas da revista. Por ser um resumo de todo o artigo, ele contém, de forma sumarizada, o mais importante de cada um dos tópicos, na mesma sequência do texto. Artigos menores, como Carta ao Editor, Resposta ao Editor e textos pequenos, como Editoriais, Notas Prévias e Comentários, podem não ser precedidos por resumos.

A redação do resumo, assim como de todo o texto, é feita com os verbos no pretérito ou no infinitivo, pois é a apresentação de um trabalho já feito. Não utilizar os tempos presente nem futuro exceto na parte final da Discussão, se os autores optarem por mencionar projetos para trabalhos que seguirão na mesma linha de pesquisa.

3.10 Estruturas

Há duas estruturas de apresentação do resumo: em tópicos ou em texto contínuo. A redação por tópicos é de mais fácil leitura e compreensão. Esses tópicos podem ser escritos em linhas separadas ou em texto contínuo, interrompido pelos títulos dos tópicos, escritos com letras maiúsculas. Apesar de as duas maneiras serem adotadas, a mais utilizada é a escrita dos tópicos em linhas separadas, sendo cada tópico iniciado pelo nome exato como está no texto, por exemplo, INTRODUÇÃO, OBJETIVO, MÉTODO, RESULTADOS, CONCLUSÕES.

Algumas revistas incluem outros tópicos, como CONHECIMENTO PRÉVIO, DESENHO DO ARTIGO, CARACTERÍSTICAS DOS PACIENTES, ESTRUTURA, ESTATÍSTICA, DISCUSSÃO etc. Mesmo que esses tópicos não estejam no texto do artigo, eles devem constar do resumo, conforme as instruções das revistas. Referências bibliográficas, tabelas, figuras, apêndices e anexos não fazem parte do resumo.

A introdução é escrita em uma ou duas frases que mostrem a importância do assunto e a necessidade do trabalho a ser proposto. O objetivo é, em geral, cópia do objetivo escrito dentro do texto e consiste em uma única frase que mostre o questionamento que resultou no trabalho realizado.

O Método inicia com a apresentação das variáveis de forma resumida, porém detalhando seus aspectos relevantes. Segue nesse tópico o protocolo utilizado para a inclusão dos dados que foram analisados. A última parte desse tópico é a análise estatística proposta para a avaliação dos dados obtidos, bem como o nível de confiança das comparações.

Seguem os Resultados, com a inclusão dos dados mais importantes obtidos e os resultados evidenciados pelos cálculos estatísticos.

O Resumo termina com a Conclusão, que deve ser cópia da conclusão do artigo, a ser escrita em uma a três frases objetivas e que sejam a resposta ao objetivo do trabalho. Os dois tópicos mais importantes do Resumo são o Objetivo e a Conclusão, que precisam ser bem redigidos, de forma completa e de fácil compreensão. Os demais tópicos podem ser adaptados para que todo o resumo não ultrapasse o número de palavras permitido pela revista.

No resumo contínuo, a redação é quase a mesma do resumo em tópicos. A diferença está em ele ser escrito como parágrafo único e os tópicos serem mencionados no início das frases. Como exemplo, escrevem-se "De acordo com a literatura,...", "O objetivo deste trabalho foi...", "Foram estudados...", "Encontraram-se..." "Concluindo, ..." etc. Essa redação pode ser diferente, a juízo dos autores, porém deixando claro ao leitor o tópico ao qual a frase pertence.

O resumo e as palavras-chave devem caber em uma única página, portanto, o seu conteúdo não pode ser longo. Habitualmente, as revistas recomendam que os resumos não ultrapassem 250 palavras em seu total, porém algumas revistas aceitam-se até 300 palavras, enquanto outras o restringem a 200 palavras.

A forma mais fácil de escrever o resumo é copiar do texto e colar no resumo as frases mais importantes de cada tópico. Essas frases serão coladas nos tópicos correspondentes ao resumo ou na sequência em que estão escritas no texto, quando o resumo for contínuo.

3.10.1 Características

Abreviaturas criadas pelos autores dentro do artigo e que não sejam consagradas na literatura somente serão utilizadas no resumo se o termo original for repetido várias vezes. Após a redação e revisão do resumo, ele deverá ser lido em voz alta e, de preferência, na presença de outra pessoa, para avaliar se a redação está compreensível e expressa o que se deseja informar. Apesar de ser um resumo, ele deve ser de leitura agradável, em linguagem científica, clara e objetiva.

O resumo é, na maioria das vezes, a única parte do artigo que é lida. Se ele for bem escrito e atraente, com informações relevantes, os leitores abrirão o artigo completo, com maior chance de citá-lo em outros artigos. Portanto, o cuidado na redação do resumo deve ser maior do que o do restante do manuscrito.

Algumas revistas solicitam que o resumo seja apresentado em dois idiomas, em inglês e no idioma do país de origem da revista. Por vezes, são solicitados resumos em até três idiomas. Nesse sentido, cabe rever o capítulo Aspectos Gerais da Redação Científica deste livro, na parte de Tradução. As recomendações desse tópico podem ser seguidas tanto para o resumo quanto para todo o texto. Cabe o reforço de que a tradução do resumo tem que ser feita com proficiência, por pessoas especializadas, para que os leitores sejam atraídos para o artigo completo.

3.11 Palavras-chave

As palavras-chave ou unitermos sintetizam o significado do texto científico por meio de suas ideias principais. Cada palavra-chave pode ter de uma a três palavras. Sua utilidade é na classificação dos textos em arquivos bibliográficos, catálogos, bases de dados e redes sociais. Por meio das palavras-chave, acessam-se os artigos publicados relacionados ao tema dessa palavra. A quantidade de classificações nas quais um texto é inserido é proporcional ao número de palavras-chave que ele contém. Portanto, quanto mais palavras-chave o artigo tiver, maior é a sua divulgação, por ser inserido em todos os temas mencionados nas palavras-chave.

Assim como os demais tópicos do artigo, a inclusão das palavras-chave depende das normas da revista. A maior parte das revistas permite a inclusão de até seis palavras-chave, entretanto, algumas revistas aceitam até dez, enquanto outras restringem a quatro palavras-chave. A inclusão desses unitermos deve seguir as normas da revista, em geral, escritas com a primeira letra maiúscula e as demais minúsculas, separadas por vírgulas ou pontos e vírgulas, porém outras apresentações também são recomendadas.

Os autores podem selecionar as palavras-chave do título e do resumo, a menos que a revista recomende palavras-chave já estabelecidas na própria revista ou em base de dados recomendada por ela. Assim, os autores devem escolher os termos mais próximos do tema do trabalho realizado.

3.12 Destaques

Este tópico é conhecido no idioma inglês como *highlights* ou *key messages* e grande número de revistas recomendam a sua inclusão antes do resumo, ou após as palavras-chave, ou dentro da página título (rosto) ou como tópico independente da submissão do manuscrito do artigo. Solicita-se a sua apresentação por meio de três a dez itens consecutivos, número esse que depende das normas da revista e cada item, em geral, com menos de dez palavras formando uma frase.

As citações destaques revelam os aspectos mais importantes do artigo, podendo referir-se aos objetivos, a parte do método, ao que for mais importante nos resultados e, principalmente, à conclusão. Apesar de as frases serem curtas, elas precisam fazer sentido e mostrar a relevância do trabalho feito.

3.13 Introdução

Até cerca de meio século atrás, quando a literatura científica era restrita e de difícil aquisição, a introdução dos artigos científicos era de grande valia, pois trazia uma atualização da literatura sobre o assunto. Tanto assim, que muitos artigos incluíam dentro da introdução ou logo em seguida a ela o tópico de revisão da literatura, onde ressaltava-se o mais relevante do conhecimento na área da pesquisa proposta. Atualmente, o foco dos artigos científicos está no conhecimento novo, confirmatório ou mais avançado trazido pelos resultados do trabalho. Quem deseja adquirir conhecimento atualizado sobre determinado assunto procura os artigos específicos de revisão da literatura. Portanto, a introdução dos artigos atuais perdeu a importância que possuía há decênios e tornou-se um tópico secundário dos artigos científicos, escrito em poucos parágrafos e, muitas vezes, nem é lido.

3.14 Características

A introdução dos artigos científicos atuais, independentemente do tipo de artigo, é curta, raramente ultrapassando cinco parágrafos. De forma geral, o primeiro parágrafo apresenta uma visão geral e atualizada sobre o assunto da pesquisa. Assim como em todos os textos, os autores devem redigir a primeira frase da introdução com muito cuidado e conteúdo relevante, pois ela é fundamental para estimular os leitores a continuarem interessados no artigo. Essa frase deve ser atraente e conter dados que estimulem a curiosidade.

Copiar ideias incluídas na introdução e na discussão de outros trabalhos é lícito, desde que a redação seja diferente e apropriada, segundo a ideia dos autores do artigo, seguida pelas referências nas quais fundamentou-se o texto. Jamais copiar sequer uma frase de outro artigo em sua integralidade, pois configura plágio e é crime. As ideias dos textos de outros artigos podem até ser copiadas, mas utilizando uma redação diferente. Se os autores desejarem incluir algum texto específico de outro artigo, livro, tese, etc. em seu manuscrito, é lícito, desde que seja explicitada sua autoria, com data e seguida da referência bibliográfica.

Cabe ressaltar que a redação não pode ter estilo didático, pois a maior parte dos leitores sabe tanto ou mais sobre o assunto, em comparação com os autores. A introdução deve conduzir os leitores, de forma natural para o objetivo do trabalho. Inicia-se com uma revisão muito resumida da literatura, enfatizando apenas os trabalhos mais relevantes. Em seguida, destacam-se as limitações e os hiatos existentes no conhecimento do tema, para depois mostrar a importância do estudo que será apresentado no objetivo. O propósito do trabalho pode ser inserido dentro a introdução como seu último parágrafo ou constituir o tópico próprio, de acordo com o desejo dos autores e permissão da revista.

3.15 Abreviaturas

Na introdução, são incluídas, em geral, todas as abreviaturas que serão utilizadas no texto. Várias palavras que definam determinado termo podem ser abreviadas, com suas iniciais escritas em letras maiúsculas.

As características das abreviaturas, das siglas e dos símbolos estão detalhadas em seu tópico específico no capítulo Aspectos Gerais da Redação Científica deste livro. O número de abreviaturas criadas pelos autores especificamente para o artigo precisa ser pequeno e com poucas letras em cada abreviatura, para facilitar a sua memorização. A primeira vez em que for incluída tanto a abreviatura quanto a sigla, que não for de domínio público geral e muito conhecida, deve ser colocada entre parênteses, precedida por seu nome escrito por extenso. Em seguida, todas vezes que os termos forem ser utilizados em todo o texto, serão apenas sob a forma abreviada. A alternância do uso de abreviatura e de seu significado por extenso confunde o leitor.

Recomenda-se que não se usem abreviaturas na conclusão, que é o tópico mais importante do artigo, pois há leitores que leem somente a conclusão e eles não devem ser obrigados a procurar no texto o significado de eventuais abreviaturas.

3.16 Referências no texto

Todas as revistas trazem, em suas orientações aos autores, recomendações de como as referências são incluídas no texto. Não cabem considerações sobre normas, pois elas devem ser seguidas integralmente, conforme o recomendado.

As citações relevantes incluídas no texto são obrigatoriamente idênticas à forma como foram escritas por seus autores. A sua inserção pode ser como texto contínuo, ou entre aspas, ou destacadas por negrito ou, se escritas em idioma diferente ao do texto, em letras itálicas. Todas as vezes que um texto for escrito em idioma diferente do restante, ele precisa ser traduzido para o idioma do manuscrito e inserido, entre parênteses, logo em seguida. A citação é precedida pelo nome de seus autores e seguida por sua referência, bibliográfica. Se forem dois autores, citam-se os dois autores e se forem mais de dois autores, cita-se o sobrenome do primeiro autor seguido de *et al.* Exemplifica-se com "Segundo Apeles (século IV a.C.), Δεν μέρα χωρίς μια γραμμή (nenhum dia sem uma linha) [15]", e De acordo com Bertrand Russel (1961), "Todo conhecimento é sob certas condições."[49] Há outras formas de inserir citações, porém tendo estrutura similar.

3.17 Objetivos

Todo trabalho científico é a busca de resposta a uma determinada pergunta. Portanto, todo projeto deve ter apenas um objetivo, que é a meta do trabalho proposto. Objetivos secundários devem ser evitados, pois, em geral, confundem o leitor e até os autores, sem trazerem contribuição alguma.

Não há compromisso em encontrar a resposta à questão formulada no objetivo. Todo trabalho científico inicia com uma proposta, que visa solucionar uma dúvida apresentada no objetivo, porém nunca há compromisso com o resultado. Independentemente do resultado encontrado, toda pesquisa deve ser publicada, pois traz informações que, de alguma maneira, irão contribuir para o progresso do conhecimento científico, conforme segue:

- Se foi encontrada a resposta à dúvida que gerou a pesquisa, esclareceu-se um problema que existia e houve o progresso científico.

- Mesmo que o trabalho não tenha encontrado a resposta procurada, ele revelou que o método utilizado nessa busca não deve ser utilizado para esse tipo de pesquisa, poupando outros pesquisadores de um trabalho infrutífero.

- Caso não seja encontrada a resposta ao problema que gerou o trabalho, mas tenha sido revelado um conhecimento novo inesperado e sem relação com o trabalho proposto, cabendo escrever um segundo artigo, com enfoque no novo conhecimento.

3.18 Método

O título desse tópico é escrito exatamente como recomendado nas normas da revista. Há de ter atenção, pois algumas revistas colocam títulos diferentes para esse tópico no Resumo e dentro do texto.

Obrigatoriamente, seguem-se as instruções da revista, sem considerações pessoais. O nome deste tópico pode ser Método(s), no singular ou plural. Ele pode ser isolado ou precedido por Material(is), também no singular ou plural. Há ainda a possibilidade de uma dessas palavras estar no singular e a outra no plural. A palavra Material ser substituída por Paciente(s) ou Casuística quando o estudo for feito em humanos, e por Animais, quando for estudo experimental. Ressalta-se que o termo "experimental" se refere a trabalho feito em animais.

Esse tópico pode ser redigido em um texto único contínuo, ou subdividido em parágrafos com ou sem subtítulos, como Ética, Desenho, Protocolo, Pacientes, Casuística, População, Animais e Cuidados, Material, Instrumentos, Exames, Método especificado, Estatística, etc. Cabe reforçar que, assim como em todo o restante do manuscrito, o Método precisa ser redigido de forma simples e facilmente compreensível para o leitor.

3.19 Aprovação por comitê de ética

O primeiro parágrafo do método é relacionado com a aprovação do projeto pelo comitê de ética em pesquisa humana ou em animais, de acordo com o tipo de trabalho. Essa aprovação é explícita, com a inclusão do número do processo no comitê de ética, podendo ser comprovado por meios eletrônicos. Ainda nesse parágrafo, nas pesquisas com humanos, inclui-se o consentimento livre e esclarecido das pessoas, que tiverem sido estudadas e a forma como esse consentimento foi obtido.

Todas as pesquisas com seres humanos ou animais somente serão publicadas com a aprovação por parte dos comitês de ética em pesquisa humana ou em animais. Enviar o número correto do documento de aprovação, cujos termos tenham relação com o trabalho realizado, pois esse documento poderá ser aferido e se for percebida fraude o manuscrito será rejeitado.

Nas revistas que recomendam o envio do manuscrito sem identificação de autoria e instituição, a parte desse parágrafo que menciona o nome do comitê de ética e seu número é apagada. A sua forma completa será submetida junto com a Página Rosto, em que estão todas as identificações relacionadas com os autores de instituições.

3.20 Características do estudo

Esse tópico é também conhecido pelo nome de Desenho do Estudo ou Desenho da Pesquisa, com base nesse termo em inglês e que não tem o mesmo significado do português. Não há desenho algum, mas uma descrição sumária dos aspectos básicos da pesquisa.

As características da pesquisa especificam o tipo de estudos realizado, que pode ser qualitativo, quantitativo, analítico, descritivo, correlacional, coorte, aleatorizado (evitar o termo randomizado, que é anglicismo), hipotético, clínico, epidemiológico, análise de caso(s), experimental, prospectivo, retrospectivo, longitudinal, transversal, regressão (múltipla, contínua ou descontinuada), levantamento de literatura, duplo ou múltiplo desconhecido (inapropriadamente conhecido como duplo ou múltiplo cego), etc. Cada estudo é caracterizado por uma ou várias dessas qualificações, descritas minuciosamente no Protocolo Detalhado do Trabalho.

Diversas revistas recomendam aos autores que incluam esse tópico como parte do Método ou imediatamente antes dele, tanto no texto quanto no Resumo do Artigo. No texto, é escrito em um parágrafo com poucas frases, enquanto, no resumo, ele consiste em uma única frase concisa.

Os parágrafos do Método devem ser redigidos em uma sequência lógica das etapas do trabalho, tendo por base sua cronologia. Nunca redigir em um vai −e vem, mesmo que uma etapa seja repetitiva. Esse tópico não é atraente e, por esse motivo, precisa ser redigido para que a leitura seja agradável e de fácil compreensão.

3.21 Variáveis da pesquisa

Após o parágrafo sobre a parte ética, caracterizam-se as variáveis detalhadamente especificando os critérios de escolha e, quando for pertinente, os grupos que foram formados. O termo "variável" é o mais adequado, pois absolutamente tudo é, de alguma maneira, transitório.

3.21.1 Critérios de inclusão

A caracterização detalhada das variáveis que foram estudadas configura os critérios de inclusão, pois tudo ou todos que não se enquadrarem nessa caracterização não serão incluídos.

3.21.2 Critérios de exclusão

Há revista que solicitam "critérios de exclusão", termo esse inapropriado. Somente são incluídas as variáveis enquadradas nos critérios de inclusão. Obviamente, todo o restante não foi estudado, por não atender a todos os critérios determinados previamente para sua inclusão, portanto, não há necessidade de um tópico para "não inclusão", pois os critérios expostos na "inclusão" eliminam automaticamente quem ou o que não atende ao que foi determinado.

A exclusão antes de iniciar um trabalho também não faz sentido, pois exclui-se somente o que foi incluído. Se não foi incluído é "não incluído", mas jamais excluído. Não se pode excluir quem ou o que ainda está fora.

Eventualmente, por diversos motivos, parte das variáveis incluídas podem ter que ser excluídas do trabalho. Essa exclusão pode ser por vontade própria, no caso de um voluntário que desista de participar do trabalho. Outra possibilidade é pela própria variável não apresentar as características necessárias para continuar na pesquisa. Como exemplo, um trabalho com determinada conformação de rocha e, dentre as amostras, uma das rochas continha minerais diferentes das demais, descaracterizando-a para o trabalho desejado.

Dependendo do tipo de trabalho, as variáveis que foram excluídas podem continuar a ser consideradas e, nesse caso, serão mencionadas nos resultados e na discussão como excluídas, explicando os motivos da exclusão. A outra possibilidade é a substituição das variáveis excluídas por outras que atendam durante todo o trabalho aos critérios de inclusão e, nesse caso, não há necessidade de serem mencionadas, pois o número de variáveis permaneceu o mesmo. Mencionar variáveis excluídas nessa situação é prejudicial, pois confundirá o raciocínio do leitor quanto ao real número de variáveis pesquisadas.

3.21.3 Número de variáveis

O número de variáveis da pesquisa foi determinado desde o início ou foi mantido em aberto até obter-se a quantidade exata de variáveis determinada. Não cabe mencionar na redação do Método etapas e números de variáveis utilizadas no estudo. Apenas como exemplo fantasia, suponha-se uma pesquisa retrospectiva em prontuários médicos de determinado hospital com pessoas asiáticas femininas adultas, portadoras de hipertensão arterial e que tiveram de ser internadas. Segue o parágrafo inapropriado escrito no Método do artigo: "Foram pesquisados 72.421 prontuários do Hospital Regional, entre os quais foram encontrados 38.334 prontuários de pacientes do sexo feminino. Entre essas pacientes, havia 1.322 pessoas asiáticas, das quais 812 eram adultas. Hipertensão arterial foi constatada nos prontuários ambulatoriais de 251 pacientes, sendo que 47 delas tiveram que ser internadas."

Toda essa redação confusa não faz o menor sentido e cujo único motivo foi mostrar ao leitor o "grande trabalho" que os pesquisadores tiveram até chegarem às pacientes desejadas para a pesquisa. Na realidade, a redação que deve ser incluída no Método é: "Foram estudadas 47 pacientes asiáticas internadas com hipertensão arterial no Hospital Regional."

3.22 Protocolo detalhado do trabalho

Todas as etapas do trabalho são organizadas em um protocolo, que pode ser inserido como um subtópico do Método ou como texto contínuo em parágrafos sequenciais, seguindo a ordem em que foram realizados. Durante a pesquisa, podem ocorrer imprevistos que precisam ser solucionados por vezes, com mudanças nos objetivos, no método e até na avaliação dos dados. Todas as mudanças feitas no projeto inicial até o término do trabalho não devem ser escritas no manuscrito, pois serão de difícil compreensão e não acrescentam informação útil alguma. O protocolo descrito deve ser o definitivo, com o qual o trabalho foi realizado de fato.

3.23 Questionários

Diversos tipos de pesquisa, a exemplo das epidemiológicas, são fundamentadas em questionários que foram respondidos por voluntários, instituições e representantes de todos os tipos de entidade que continham variáveis de interesse ao trabalho proposto, na área de conhecimento da pesquisa.

Em geral, utiliza-se apenas um questionário diretamente relacionado aos objetivos do trabalho, porém não há limite quanto ao número de questionários, desde que os dados obtidos estejam vinculados ao objetivo proposto.

Não é incomum que seja aproveitada a oportunidade da aplicação do questionário relacionado com o objetivo da pesquisa, desde que haja o acréscimo dentro dele de perguntas suplementares, para objetivos diferentes aos do trabalho proposto. Até um mesmo questionário pode trazer informações que possam ser utilizadas para vários trabalhos diferentes, lembrando que o melhor é cada pesquisa ter apenas um objetivo. Portanto, as informações suplementares constituem dados para a realização de outros trabalhos e não devem ser mencionadas dentro do manuscrito, pois não fazem parte da mesma pesquisa e certamente confundirão o leitor.

Os questionários podem ter sido criados pelos autores da pesquisa ou serem utilizados questionários já estabelecidos na literatura e validados para determinado tipo de investigação e população. A utilização de questionários já estabelecidos e aprovados cientificamente conferem ao trabalho uma credibilidade maior, reduzindo as críticas ao método escolhido.

Esses questionários podem ter sido modificados, mudando ou acrescentando perguntas pertinentes aos objetivos do trabalho. As respostas obtidas são tabuladas, permitindo a soma de resposta iguais, para a obtenção dos resultados a serem avaliados estatisticamente. As respostas aos questionários já estabelecidos na literatura são, em geral, facilmente tabuladas.

Todos os questionários propostos para o projeto podem ser incluídos na submissão do artigo como documentos suplementares, para serem examinados pelos revisores da revista sem a necessidade de recorrer-se à literatura. Caso tenham sido utilizados questionários existentes na literatura, mesmo que tenham sido modificados, devem ser referenciados no texto pelo nome e com a referência bibliográfica. Não há necessidade de incluir no texto questionários estabelecidos na literatura, basta referenciá-los, pois os leitores que desejarem conhecê-los poderão recorrer à literatura.

Questionários criados pelos autores podem ser incluídos no tópico Métodos do manuscrito, desde que sejam relevantes. Caso contrário eles serão submetidos como documentos suplementares. Os questionários podem também ser resumidos no texto corrido do Método. A exemplo, pode-se escrever apenas "As características de identificação dos voluntários foram anotadas e tabuladas para comparação entre os grupos.", sem mencionar número de prontuário, nome, idade, cor da pele, índice de massa corporal, profissão estado civil, procedência, renda financeira mensal, local de nascimento, local de moradia, etc. Evidentemente que o Método deve conter todas as informações necessárias para compreender-se perfeitamente como o trabalho foi conduzido, porém excesso de pormenores que não foram relevantes para a pesquisa poderá confundir os leitores, sem trazer contribuição alguma. Cabe ressaltar que todos os dados encontrados e que forem importantes serão detalhados nos resultados.

3.24 Equipamentos, reagentes e drogas

Todos os equipamentos reagentes e drogas utilizados no trabalho são especificados por seu nome científico, comercial, incluindo a indústria que os produziu, lote, cidade e país. Essas informações são essenciais, pois resultados diferentes podem ser obtidos com equipamentos similares e reagentes e drogas produzidos por indústrias diferentes, mesmo tendo o mesmo nome científico. Como exemplos fantasia, mencionam-se identificações que, dentro do texto, são colocadas entre parênteses:

> Aparelho de Gama-câmara com dois detectores e colimador divergente – "GamCam® Indústria de Equipamentos GreyGold Inc. Ltda., Cuiabá, Brasil.

> Cloreto de cálcio di-hidratado P.A. – Código 100032023291 – Química Universitária, Florianópolis, Brasil.

> Prednisona (Predniphon®) – 20 mg – Laboratório PhonPharmaceutics, Vitória, Brasil.

Outros materiais, instrumentos, dispositivos e substâncias com especificações de fabricante e características também são incluídas detalhadamente no texto entre parênteses, somente na primeira vez em que forem escritas.

Caso haja referências na literatura sobre o seu uso e especificações, os artigos ou livros são incluídos nas referências bibliográficas, com citação no texto. Aparelhos, instrumentos, dispositivos e soluções que forem criados pelos autores e incluídos para auxiliar na pesquisa são descritos detalhadamente, para que possam ser reproduzidos, a menos que estejam patenteados e, nesse caso, cita-se o registro da patente ou sua referência bibliográfica, se já tiverem sido publicados.

3.25 Cálculos estatísticos

Os dados obtidos são reunidos em tabelas, de acordo com a classificação no protocolo da pesquisa. Em seguida, eles são avaliados estatisticamente, por meio de cálculos determinados por testes específicos.

Todos os pesquisadores que se propõem a realizar um trabalho científico devem ter conhecimento adequado de estatística para utilizarem os testes corretos. Entretanto, a maior parte dos pesquisadores possui experiência na área de conhecimento do trabalho realizado, não sabendo como analisar os dados obtidos. Assim, e por não desejarem aprender estatística, recorrem a estaticistas ou pesquisadores com experiência em estatística para auxiliá-los nessa parte da pesquisa.

A análise estatística constitui o último parágrafo do tópico Método e deve ser escrita com detalhes suficientes para mostrar ao leitor que os dados obtidos foram submetidos a testes estatísticos corretos e seu cálculo foi adequado. Apesar de não serem usuais, fórmulas utilizadas nos testes podem ser incluídas nesse parágrafo, para melhor esclarecimento dos cálculos.

Os autores da pesquisa, caso não tenham experiência em estatística, devem explicar a quem for auxiliá-los todo o trabalho feito, para escolherem-se os testes corretos a fim de obter-se um resultado confiável. Toda a pesquisa poderá ser perdida ou falseada se não forem utilizados os testes estatísticos adequados e os cálculos não forem feitos de maneira correta. Os resultados obtidos precisam ser conferidos e os cálculos repetidos com cuidado até a certeza da inclusão de todos os dados de forma correta e os resultados obtidos em várias repetições dos cálculos serem idênticos.

Essas etapas devem ser descritas, incluindo o nível de confiança nas comparações, que os autores decidiram adotar. Habitualmente, utiliza-se a significância da probabilidade de diferença entre variáveis para uma correspondência ao valor de p menor que 0,05 em 1 ($P < 0{,}05$ ou $p < 0{,}05$), com intervalo de confiança superior a 95%. Entretanto, cabe aos autores estabelecerem seu intervalo de confiança, de acordo com a necessidade para o trabalho proposto. Dessa forma, o valor de p significativo pode ser decidido, por exemplo, para $p < 0{,}1$, com intervalo de confiança superior a 90%, ou qualquer outro valor, desde que seja especificado no Método e justificado.

A redação desse tópico precisa ser compreensível por parte dos leitores não estaticistas. Muitas vezes, são redigidos parágrafo prolixos, utilizando termos matemáticos específicos, que nem os autores do artigo compreendem. Nesse caso, cabe-lhes solicitar aos estaticistas explicações para eles mesmos redigirem esse texto de forma compreensível. Ressalta-se que o artigo será lido por editores, revisores e leitores que conhecem estatística, portanto, a apresentação do manuscrito com análise inadequada e que mostre desconhecimento estatístico pode ser motivo de recusa do trabalho e comprometimento da credibilidade de seus autores.

Por esse motivo, reforça-se a recomendação de que os autores de um trabalho científico adquiram conhecimento de estatística suficiente para sua aplicação no estudo realizado, sem o auxílio de outro profissional. Esse conhecimento será útil em muitos outros trabalhos e facilitará uma redação apropriada desta parte do Método.

3.26 Resultados

A contribuição de todo trabalho científico está em seus resultados. Por meio deles, obtém-se a resposta ao questionamento feito no objetivo. Apesar de existir uma tendência natural em prever ou desejar determinados resultados, a análise dos dados obtidos tem de ser feita com total isenção, sem alterar nem suprimir parte alguma dos resultados obtidos. Os autores não têm compromisso de encontrar resultados relevantes, pois eles são, pelo menos em parte, imprevisíveis. Entretanto, existe a obrigação da honestidade em todas as etapas da pesquisa na busca da verdade dentro da limitação do método utilizado e sem modificar ou suprimir parte alguma da pesquisa.

Assim como nos outros tópicos do artigo científico, a redação dos resultados também é feita de forma simples, objetiva e de fácil compreensão . Evitar termos complexos e rebuscados, principalmente na redação dos resultados estatísticos, tornando o trabalho científico um ensaio de estatística. Ler de forma atenta como os artigos científicos apresentam seus resultados pode orientar para uma boa redação dos resultados no artigo que está sendo escrito.

Na redação dos resultados, não repetir dados do método e ter cuidado para incluir apenas o que resultou do trabalho realizado. Como exemplo, ao fazer-se um estudo com humanos, o número da casuística estudada e as características de cada pessoa não são resultado, pois não resultaram do trabalho realizado. Portanto, os dados relacionados aos voluntários, bem como as características de todas as variáveis, são escritos apenas no Método, como critério de inclusão. Nos resultados, são escritos os dados oriundos do trabalho realizado.

Os parágrafos dos resultados devem ser redigidos em uma sequência lógica, que permita a compreensão. Nunca redigir em um vai e vem sobre determinado resultado. A sequência de inclusão dos resultados é a mesma utilizada no Método, para facilitar a percepção do leitor.

Cada resultado do estudo é expresso uma única vez, seja no texto, em tabelas ou como figura, sem jamais repeti-lo. Se o dado estiver em tabela ou figura, o texto apenas destacará seus aspectos mais relevantes e, eventualmente, interpretar o seu significado, sem comentários, que são somente feitos no tópico Discussão.

Os resultados são apresentados de forma simples, descrevendo como foram obtidos, sem repetir o método. Resultado algum será adjetivado de forma superlativa, para destacar o seu valor, como muito, grande, evidente, relevante, máximo, extraordinário, etc. Redigir de forma diminutiva para reduzir o impacto de um resultado negativo, como pouco, raro, irrelevante, mínimo, pequeno, etc. também é inaceitável. Os adjetivos indicam a tendência de os autores buscarem um resultado mais favorável à sua pressuposição prévia ao trabalho ou para atribuir aos resultados uma importância maior à obtida com o trabalho realizado. Os resultados relevantes destacam-se por si. No capítulo de Resultados não cabem comentários sobre os dados encontrados e que serão feitos na Discussão.

Jamais deixar de publicar um trabalho científico somente por não ter o resultado esperado, pois ele poderá conter informações relevantes que os autores não tenham percebido, mas que leitores, com outra visão consigam evidenciar. Mesmo sem resultado, o trabalho é válido para prevenir outros pesquisadores de elaborar pesquisas similares infrutíferas.

3.27 Tabelas

Se houver poucos dados, os resultados podem ser redigidos em um texto contínuo, porém, se eles forem muitos, é preferível a tabulação para visão global e interpretação mais fácil.

Recomenda-se que tabelas grandes sejam revistas, pois podem conter informações de menor relevância e sem contribuição real para os objetivos do estudo, além de encobrirem, por sua quantidade, resultados importantes.

Tabelas incluídas nos Resultados precisam conter a síntese dos dados mais relevantes e, quando pertinente, os cálculos estatísticos com sua significância. Tabelas detalhadas e com conteúdo de menor importância podem ser incluídas como apêndices ao final do manuscrito ou serem submetidas aos editores das revistas em diretórios suplementares ao artigo, na plataforma de submissão da revista.

O número e a configuração das tabelas devem seguir as normas da revista para a qual o artigo é submetido. Quando o número de tabelas do manuscrito for maior ao permitido pela revista, cabe aos autores combinarem os dados de duas ou mais tabelas, relacionadas entre si, em uma única, que expresse adequadamente os resultados encontrados.

A inserção das tabelas deve seguir as normas da revista. Em geral, recomenda-se que todas as tabelas sejam reunidas em ordem numérica de entrada no texto, uma tabela por página, em um documento independente do manuscrito, e submetido separadamente na plataforma de submissão da revista, em outro diretório.

Dentro do texto, os autores indicam o local em que desejam inserir cada tabela, escrevendo "Inserir Tabelas 4 e 5", após a conclusão do parágrafo no qual elas foram referidas no texto entre parênteses (Tabelas 4 e 5). Há ainda algumas revistas que aceitam a inserção das tabelas dentro do texto, no local escolhido pelos autores. Cabe ressaltar novamente que as tabelas não devem interromper um parágrafo, elas podem ser inseridas entre dois parágrafos ou ao final do tópico.

3.27.1 Características das tabelas

A maior parte dos trabalhos científicos é apresentada com tabelas, que podem ser incluídas em todos os tópicos do artigo. Na Introdução, as tabelas resumem dados da literatura relacionados ao trabalho realizado. No Método, mostram, de forma sintética, o protocolo para a coleta de dados, além de eventuais escores e critérios aplicados ao estudo. No tópico Resultados, há a maior quantidade de tabelas, contendo os dados coletados, com os estudos estatísticos e sua significância. Na Discussão, são incluídas tabelas comparativas entre os resultados do trabalho realizado e dados da literatura.

As revistas recomendam em suas normas a quantidade e a forma como as tabelas devem ser confeccionadas. A princípio, são confeccionadas com o mesmo tipo de letra e de mesmo tamanho, bem como com o mesmo espaçamento entre as linhas do restante do texto. Entretanto, se houver necessidade de adaptação, o tamanho das letras e dos espaços podem ser reduzidos, para a tabela, incluindo seu título e legendas caberem em uma única página.

No Capítulo do Projeto de Pesquisa há detalhes de como confeccionar tabelas. Recomenda-se a sua leitura.

3.28 Figuras

Em um artigo científico, as figuras são utilizadas para ilustrar imagens relacionadas com instrumentos ou aparelhos descritos no método. Ainda com relação ao método, fotos e desenhos são necessários para mostrar estruturas e procedimentos em seres humanos, animais, laboratórios, bem como atividades físicas, etc.

As figuras também são essenciais para mostrar os resultados obtidos em todas as áreas do conhecimento, pois facilitam a compreensão, substituindo descrições longas e, por vezes, imprecisas, que não permitem a real visualização do que foi exposto em palavras.

As figuras devem ser bem-feitas, de preferência, com o auxílio de profissionais competentes, para obter-se o resultado desejado. Uma foto ou um desenho de má qualidade põe a perder todo o trabalho e retira dele o seu real valor. A figura precisa ser de compreensão fácil e rápida. Para isso, títulos, legendas e inserções de setas, asteriscos, círculos e outros anexos dentro da figura são fundamentais. É importante lembrar que todas as figuras devem ser autoexplicativas, sem a necessidade de recorrer-se ao texto para sua compreensão. É inaceitável o crime de falsificar ou alterar a realidade por meio de artifícios ilustrativos, seja em desenhos ou em fotos, para valorizar o trabalho realizado.

Por outro lado, dados numéricos são mais bem apresentados em tabelas, pois as figuras sintetizam o mais relevante sem os detalhes numéricos, mais bem compreendidos em tabelas. Os dados somente podem ser inseridos uma única vez, seja como texto, como tabela ou como figura.

O número de figuras aceitáveis dentro de um artigo é limitado pelas normas da revista. As figuras podem ser inseridas isoladas ou agrupadas. A confecção de painéis com várias fotos ou desenhos em uma mesma figura é pertinente quando a figura se referir a uma única situação, composição ou estrutura. Painéis com várias figuras também podem ser confeccionados quando o número de figuras que se deseja inserir no texto superar o permitido nas instruções da revista.

3.28.1 Características das figuras

Imagens são frequentes em artigos científicos, pela necessidade de mostrar uma determinada configuração anatômica, um equipamento, um dispositivo estudado, e todos os resultados que puderem ser ilustrados em imagem. Antigamente havia especificação do tipo de figura, que era denominada gráfico, foto, ilustração, figura, desenho, mapa, imagem, etc. e que geravam confusão nos leitores. A ordem dos tipos de figura era também aleatória, tornando as figuras ainda mais confusas. Para eliminar essa situação adversa uniformizou-se o nome de todos os tipos de ilustração como figura, independentemente de suas características. Dessa forma, o texto escrito passou a ser complementado por tabelas e figuras, ambas recebendo numeração arábica em ordem de entrada no texto, uma sequência numérica para as tabelas e outra para as figuras. Há mais detalhes sobre essas características no Capítulo Projeto Científico.

Fotos são frequentemente inseridas nos artigos científicos. Entretanto, para ser aceita pela revista, a imagem precisa ser de muito boa qualidade em todos os seus aspectos. Antes de fotografar, o autor precisa observar se a iluminação está adequada, sem sombras intervenientes e a ilustração deve ser exclusivamente do que se deseja mostrar. Objetos ou acessórios que não se relacionam com o objetivo da foto são inadmissíveis. A foto, independentemente do ambiente, deve ser limpa e muito bem focada.

Antes de tirar a foto, os autores precisam ler as instruções relacionadas a figuras incluídas nas normas para publicação e segui-las com atenção. A maior parte das revistas solicita o envio das fotos digitalizadas, em separado, no formato *Tagged Image File Format* (TIFF) ou no formato *Joint Photographic Experts Group* (JPEG ou JPG). Há muitos outros formatos de fotos digitalizadas, porém poucas revistas trabalham com outro formato. Mesmo as fotos que fazem parte de painel precisam ser enviadas em separado e identificadas pelo número da figura e letra específica da foto, 1A, 1B, etc.

Para exemplificar as orientações sobre figuras com fotos, apresenta-se uma ilustração de um ato operatório, em um painel com duas fotos identificadas pelas letras A e B. Observa-se que, apesar de ser um campo cirúrgico onde há sangue, o ambiente é limpo, sem manchas e a ilustração é restrita ao órgão que se deseja mostrar, com boa iluminação e bem focado.

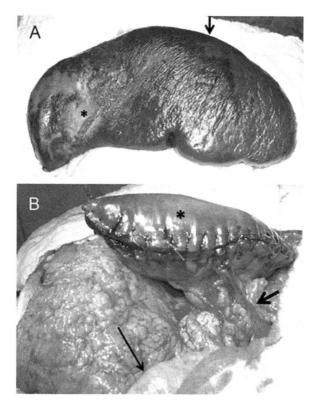

Figura 4 – Vista cirúrgica de uma retirada parcial do baço para tratamento de um linfoma.
A – O baço muito grande mobilizado dentro do campo cirúrgico após a secção de seus ligamentos. Observar o tumor no polo superior (*) e a transição (seta) entre o polo inferior (vermelho) suprido pelos vasos gastroepiplóicos esquerdos e o resto do baço desvascularizado (cor escura).
B – O polo inferior do baço (*) após a retirada parcial do órgão. Observar os vasos gastroepiplóicos esquerdos (seta longa e fina) dentro do omento, e os vasos polares inferiores (seta curta e grossa).

O título da figura está localizado abaixo dela e inclui a legenda explicativa dos detalhes da foto, caracterizando o significando de todos os sinais com relação à imagem. Por ser um painel com duas fotos, o título é composto por uma parte inicial com explicação geral do painel como um todo. Em seguida, são incluídos dois subtítulos, A e B correspondentes às duas fotos e que explicam detalhadamente cada uma delas em separado. Dessa forma, essa figura é autoexplicativa e não necessita de complemento no texto para ser perfeitamente compreendida. Todo o painel, incluindo o título com a legenda, está inserido totalmente em uma única página. Há mais informações sobre figuras no Capítulo Projeto Científico.

A quantidade de figuras incluídas no artigo deve ser a menor possível, dentro da necessidade de apresentarem-se os resultados e eventuais imagens em outros capítulos do artigo.

Se os autores desejarem apresentar um número grande de figuras indispensáveis, elas poderão ser submetidas em diretório suplementar ao do manuscrito e ao das figuras, na plataforma de submissão do artigo.

Assim como para as tabelas, existem duas formas de submeter as figuras para publicação, a primeira, dentro do texto, logo após o parágrafo onde ela foi citada a primeira vez. Se houver mais de uma tabela e figura no mesmo parágrafo, caberá aos autores indicarem sua localização após os parágrafos, sendo primeiro a tabela e depois a figura. Atualmente, há poucas revistas que aceitam manuscrito com figuras inseridas nele.

A maioria das revistas recomenda a segunda forma de submissão, que reúne todas as figuras no diretório de figuras da plataforma de submissão da revista, inserindo uma figura por vez. Não há prioridade entre os tipos de figura (gráfico, desenho, foto, etc.), a sua numeração será pela sequência de sua citação dentro do texto. As plataformas de submissão mais atualizadas aceitam somente figuras configuradas dentro das normas da revista e cada figura será identificada apenas por sua numeração, Figura 1, Figura 2, etc.

Dentro do texto manuscrito, indica-se o local de entrada da figura após o final do parágrafo pela citação, como "Entra Figuras 2 e 3", ou outra numeração de acordo com a situação. Todas as figuras devem constar dentro da redação do texto, de duas formas, "Observa-se nas Figuras 2 e 3..." ou no final do texto sobre elas, como (Figuras 2 e 3), antes ou após a pontuação, que pode ser vírgula, ponto e vírgula ou ponto final. Já os títulos e as legendas das figuras devem ser reunidos em uma lista de títulos a ser inserida na página seguinte ao das referências bibliográficas, sob o título de Legendas das Figuras. Essa lista é escrita em ordem consecutiva de números das figuras.

Recomenda-se a leitura do tópico Figuras, com especial atenção ao subtópico Legendas e Sinais Indicativos do capítulo Redação Didática deste livro, bem como o tópico Figuras do capítulo Projeto Científico.

3.29 Discussão

Esse tópico mostra a cultura científica dos autores e o seu conhecimento sobre o tema. Sendo a discussão relativamente livre de normas, há a possibilidade de os autores mostrarem seu posicionamento frente ao trabalho realizado e, para isso, é necessário que eles o tenham compreendido em todos os seus aspectos e dimensões.

Enquanto a introdução conduz o raciocínio do leitor resumidamente para o problema, que é o objetivo da pesquisa, a discussão detalha os aspectos mais relevantes do conhecimento atualizado sobre o tema, sem repetir com outras palavras o que já foi escrito na introdução. Artigos científicos antigos podem ser incluídos somente se forem marcos históricos que mudaram conceitos, como uma reverência.

Esclarece-se minuciosamente o mais importante do método e dos resultados sem repetir o que já foi escrito, nem como forma de reforço. Cabe lembrar que os leitores de artigos científicos sabem tanto ou mais que os autores sobre o assunto, portanto, os comentários precisam ser fundamentados em literatura atualizada, mostrando conhecimento sobre o assunto, bem como experiência pessoal e profissional. Evitar escrever conceitos elementares e explicar fundamentos básicos já existentes em livros, pois eles certamente são conhecidos por quem procura um artigo científico para ler. A qualidade da discussão é proporcional à cultura científica dos seus autores. Jamais escrever dados da literatura em forma enciclopédica, resumindo artigos consultados. Todas as informações provenientes da literatura são incluídas dentro de um contexto e com comentários pertinentes dos autores.

Caso o trabalho realizado seja parte de uma linha de pesquisa, cabe descrevê-la, destacando a importância do seu objetivo dentro do conhecimento científico existente. Conclusões e outros aspectos relevantes dos artigos já publicados pelos mesmos autores dentro da linha de pesquisa podem ser inseridos como um texto único comentado pelos autores e formando pelo menos um parágrafo da discussão. O comentário sobre a linha de pesquisa na qual está inserido o trabalho atual valoriza-o muito e a seus autores.

A discussão da literatura visa somente no que concerne à pesquisa realizada. Comentários comparativos sobre o método utilizado e o encontrado em trabalhos similares são de grande valia, pois mostram o ponto de vista dos autores sobre o estado atual da arte vinculada à sua pesquisa.

Os resultados são discutidos comparando-os com trabalhos prévios na mesma linha de pesquisa e com o restante da literatura, sem repetir o que já está escrito no tópico de resultados. Evitar dados numéricos e considerações estatísticas. A interpretação do que foi encontrado é redigida de detalhadamente, segundo a visão dos autores. Todavia, há que se ter cuidado com extrapolações e a tendência de escrever sobre resultados inexistentes, para atender às expectativas pessoais não confirmadas no trabalho realizado.

Controvérsias existentes na literatura precisam ser comentadas detalhadamente, destacando a participação da pesquisa atual nesse debate. Desconsiderar achados menores, que tirem a atenção do leitor do que de fato é relevante e relacionado com os objetivos do trabalho. A leitura desse tópico deve ser agradável, em uma linguagem científica bem estruturada e não repetitiva.

Em artigos, como editoriais, comunicações curtas, relatos de caso, revisão de literatura, etc. a discussão pode estar junto com os resultados e até todo o manuscrito ser redigido em um texto único, sem tópicos. Independentemente da estrutura do artigo, a sequência é a mesma, inicia-se com a condução do leitor para o objetivo do trabalho, situando-o na realidade da área do conhecimento e mostrando-lhe a necessidade do que é proposto. Em seguida, mostra-se o que foi feito e os resultados obtidos, comentando, sob a visão dos autores, a contribuição do trabalho dentro da realidade científica atual.

Jamais apresentar dificuldades encontradas durante o desenvolvimento da pesquisa, como uma forma de justificar resultados adversos ou como lamento. Por outro lado, a autopromoção dos autores e do produto obtido no trabalho é muito malvista pelos leitores, que avaliarão o trabalho e seus autores, atribuindo-lhes seu real valor. Ninguém deseja encontrar em um artigo científico o desabafo de seus autores nem uma forma de publicidade mercadológica e, mesmo com resultados relevantes, provavelmente, o artigo será rejeitado.

Vantagens e limitações do trabalho são incluídas na parte final da discussão. Soluções criadas para as dificuldades encontradas durante a pesquisa podem auxiliar na condução de outros trabalhos. Esse tópico termina com a divulgação do que foi aprendido durante a realização do trabalho, sob a forma de ensinamento. Cabe ainda a inclusão de propostas futuras na mesma linha de pesquisa.

3.30 Conclusão

Este tópico pode ser separado ou estar inserido na Discussão, como as últimas frases. Conforme já foi mencionado, a conclusão é a resposta ao questionamento feito como objetivo. Portanto, o tamanho da conclusão é proporcional ao do objetivo. Se o objetivo for único, conforme é o mais desejável em um trabalho científico, a conclusão também será única e, de preferência, escrita em uma única frase. Caso os objetivos sejam múltiplos, as conclusões também terão que ser mais numerosas, com uma resposta para cada objetivo.

Jamais redigir a conclusão como um resumo da discussão ou do resultado. Para compreender a conclusão, cabe atentar para o exemplo a seguir.

"Uma determinada pesquisa teve como objetivo verificar o que acontece quando um veículo motorizado é conduzido por pessoas inabilitadas. O método incluiu três veículos, um automóvel Ferrari conversível, modelo 2023, dirigido por um adolescente de 15 anos, um ônibus Mercedes-Benz monobloco, modelo 1982, dirigido por uma senhora de 60 anos sem carteira de habilitação e um caminhão da Scania, modelo 2005, cabine dupla e equipado com baú e terceiro eixo, dirigido por um homem de 93 anos, com deficiência visual grave. O resultado obtido foi que a Ferrari bateu em um poste perto de uma parada de ônibus, pegou fogo, atingiu oito pessoas e matou o motorista. A motorista do ônibus perdeu o controle e bateu em cinco veículos, que tiveram perda total e matando três de seus ocupantes. O caminhão caiu em um precipício, provocando um grande incêndio e seu motorista morreu na queda. Após a Discussão, a conclusão foi que pessoas inabilitadas ao conduzirem veículos motorizados provocam acidentes."

Observa-se, por este exemplo, que, apesar de ser grande a vontade de mencionar muitos dos aspectos dos acidentes, das características dos automóveis, das pessoas que dirigiram, das vítimas e das circunstâncias de cada acidente, nada disso tem relevância na conclusão, que corretamente respondeu ao objetivo. De fato, a conclusão é pertinente com o objetivo e não menciona aspecto algum do método, dos resultados, nem da discussão, que certamente pode ser longa e dissertar sobre aspectos do método e dos resultados.

Por vezes, trabalhos complexos, demorados e com grandes gastos financeiros, terminam em artigos com conclusões simples, sem destaque e podem frustrar seus autores. Nesse caso, há a tendência de elaborar conclusões maiores, mostrando aspectos relevantes ou espetaculares da pesquisa para enfeitar a conclusão. Entretanto, isso não é correto e não será bem aceito pela revista e pelos leitores. Não se pode culpar a realidade pela ilusão dos sonhos. Por outro lado, pesquisas pequenas e aparentemente simples podem resultar em dados relevantes e que mudam conceitos. Suas conclusões, mesmo curtas, são destacadas e podem tornar-se os títulos de seus artigos.

Assim como no resto do artigo científico, a conclusão é redigida de forma simples e objetiva, sem adjetivos superlativos nem diminutivos, mostrando honestamente a resposta encontrada ao questionamento do objetivo. Ela é curta, de preferência, e com até três frases.

3.31 Agradecimentos

Este tópico é o mais elegante do artigo, por mostrar a gratidão dos autores a quem os auxiliou. A maior parte dos artigos traz agradecimentos adequados, porém alguns autores incluem um número exagerado de nomes que tiveram participações mínimas, geralmente dentro de suas funções. Essa atitude, além de ser imprópria, oculta quem de fato mereceu reconhecimento. Neste tópico também não cabem homenagens a quem não tenha relação direta com o trabalho realizado.

Inicia-se com os agradecimentos pessoais. No tópico referente à Autoria, da Página Rosto, do capítulo Artigo Científico recomenda-se que o agradecimento seja concedido a quem obteve de três a seis pontos na Tabela 1. Nesse sentido, agradece-se a quem foi relevante durante o trabalho, porém não atingiu pontuação suficiente para ser incluído na autoria.

Em seguida, são incluídos os agradecimentos institucionais, referentes a laboratórios, centros de pesquisa, hospitais, etc. onde foi desenvolvida a pesquisa, desde que não façam parte do local de trabalho dos autores e que foram mencionados na página rosto. São obrigatórios os agradecimentos a todas as instituições de fomento que contribuíram financeiramente com o trabalho publicado, seja auxílio financeiro, assistência para viagens, bolsas e outras formas de subsídio.

No artigo publicado, esse tópico localiza-se após a conclusão do trabalho e antes das referências bibliográficas, porém, de acordo com as normas de algumas revistas, ele pode ser incluído na página rosto, pois o manuscrito não deve conter identificação dos autores nem de seu local de trabalho.

3.32 Conflito de interesses

Esse tópico é, em geral, apenas protocolar, para prevenir a revista e os autores do artigo de acionamento legal com relação a interesses particulares que possam interferir na veracidade dos dados apresentados no manuscrito. Evidentemente que trabalhos realizados por indústrias, laboratórios e outros tipos de instituições com fins lucrativos são honestos na maioria das vezes, realizados com critérios científicos corretos e devem ser publicados, pois trazem benefícios sociais. Contudo, nesses casos, é correto que se revele o conflito de interesses, para confirmar a idoneidade dos autores e instituições onde os trabalhos foram realizados.

Os autores devem revelar completamente os conflitos de interesse pessoais, familiares, institucionais, políticos, religiosos, financeiros, etc. que poderiam interferir na condução dos trabalhos. Eventuais limitações impostas à pesquisa em decorrência desses conflitos precisam ser detalhadas no tópico Métodos e explicada na Discussão.

3.33 Fundos

Algumas revistas solicitam informações referentes a auxílios financeiros recebidos pelos autores ou pela instituição onde o trabalho submetido foi realizado. Essa informação deve ser revelada integralmente, com vista a conflito de interesses, pois o trabalho realizado pode ser de interesse da instituição financiadora, que poderá lucrar com ele. Esse patrocínio não diminui o valor de um trabalho bem conduzido dentro de princípios éticos e científicos corretos nem impede que o artigo seja publicado em revista de elevada credibilidade.

Outro aspecto relacionado com fundos é o pagamento da publicação. Atualmente, grande parte das revistas solicitam pagamento pela publicação dos artigos. Cabe aos autores buscarem instituições financiadoras ou custear as publicações com recursos pessoais. Em se conseguindo o patrocínio da publicação, torna-se obrigatório revelar a origem desses recursos como agradecimento e incluir o nome da instituição nesse tópico.

3.34 Aprovação ética e consentimento

Todo o primeiro parágrafo do tópico Método é transposto para esse tópico. Entretanto, a parte desse tópico que identifica a instituição é retirada do texto, para manter o manuscrito anônimo para os revisores quanto à origem do trabalho. O tópico completo é incluído junto com a Página Rosto, em que se identificam os autores e as instituições. O documento de aprovação pelo comitê de ética pode ser incluído no texto da submissão, se for recomendado nas normas da revista, seguindo as orientações.

3.35 Disponibilidade dos dados

Apesar de não ser obrigatória a disponibilidade dos dados para avaliação pelo corpo editorial ou revisores da revista, esse tópico pode eventualmente ser solicitado . Se essas informações forem confidenciais, elas não devem ser enviadas, explicando os motivos, porém, elas podem ser compartilhadas na maioria dos trabalhos.

Essa disponibilidade não faz com que as informações sejam enviadas junto com o manuscrito, mas somente se forem solicitadas, caso os resultados levantem dúvida sobre sua veracidade. Existe a obrigatoriedade de a revista manter esses dados sob sigilo, e sua confidencialidade somente pode ser quebrada com a autorização de todos os autores do artigo. O envio desses dados é feito em diretório próprio, à parte do manuscrito, das tabelas, das figuras e de outras partes da plataforma de submissão.

Cabe também aos autores a vontade de disponibilizar os dados para os leitores após o artigo ser publicado, caso haja solicitação. Entretanto, apesar de esse tópico estar inserido no manuscrito e, eventualmente no artigo publicado, quase nunca esses dados são solicitados.

3.36 Contribuições dos autores

Há muitas revistas que solicitam a inclusão da contribuição de cada autor do manuscrito para o trabalho que foi realizado. Cada autor pode receber crédito por uma ou mais partes do trabalho realizado e na redação do manuscrito. Essas informações podem ser inseridas com o nome completo dos autores ou suas iniciais, se a revista solicitar que o manuscrito não revele nomes e instituições. Seguindo instruções da revista, esses dados também podem ser inseridos na Página Rosto.

3.37 Referências bibliográficas

Todo o conhecimento científico utilizado no artigo, adquirido direta ou indiretamente de trabalhos científicos prévios, em sua maioria publicados como artigos científicos, deve ser referenciado. Eventualmente, alguns materiais e procedimentos propostos fundamentaram-se em livros. Ressalta-se que mesmo os livros, em geral, citam artigos científicos que foram utilizados para fundamentar as informações. No caso de o conhecimento ter sido obtido em livro, os autores do projeto devem buscar os artigos de referência dos livros, para confirmarem a veracidade dos dados e detalhes sobre características, obtidos na fonte.

Cabe ter cuidado com citações bibliográficas tanto em livros quanto em artigos científicos, pois as informações escritas decorrem da interpretação dos dados originais por parte de outros autores e podem não ser completamente verdadeiras. Portanto, recomenda-se a leitura do trabalho original que gerou o conhecimento de interesse e será ele o referenciado no artigo. Livros científicos, por serem em sua maioria didáticos, não são recomendados para constarem das referências, a menos que a informação relevante seja original do livro referenciado.

Todas as referências são redigidas de acordo com as determinações da revista à qual se destina o artigo, seguindo rigorosamente as normas de citação, inclusão no texto e ordenação. Os autores são obrigados a seguir exatamente todas as orientações escritas nas instruções da revista, sem questionamentos ou opiniões pessoais. Qualquer impropriedade na citação de uma referência será motivo para devolução do manuscrito pela revista.

O objetivo fundamental das referências é facilitar ao leitor o acesso a elas por meio das bases de dados, se houver interesse em aprofundamento no conhecimento sobre o assunto revelado no artigo. Caso haja dúvida sobre a veracidade de alguma informação presente no manuscrito, a consulta às referências esclarecerá a desconfiança. Mais detalhes sobre referências bibliográficas são encontrados no capítulo de Referências Bibliográficas dos Projetos de Pesquisa deste livro.

3.38 Apêndices

Os apêndices referem-se a informações relacionadas com o trabalho realizado, portanto, de origem intelectual dos autores. Dependendo das normas da revista à qual destina-se o manuscrito, após as Referência Bibliográficas, podem ser inseridos documentos suplementares e dados complementares secundários aos que foram apresentados no texto do manuscrito. Entretanto, são raras as revistas que permitem a inclusão de apêndices, com normas precisas descritas nos guias aos autores.

Outras informações sobre apêndices são encontradas detalhadamente no capítulo Projeto Científico deste livro.

3.39 Anexos

Raramente, há a inclusão de anexos em um artigo científico. Eles contêm informações não relacionadas com o trabalho realizado, não têm origem intelectual dos autores para a pesquisa em questão, mas foram utilizadas pelos autores para realizar a pesquisa. Foram, em geral, retiradas da literatura e inseridas nas Referências Bibliográficas, com sua citação correspondente ao anexo. Nesse tópico são inseridos questionários conhecidos, não criados pelos autores, fórmulas estatísticas, critérios de pesquisa, escalas, normas, eventuais tabelas e figuras já publicadas etc. Entretanto, são raras as revistas que permitem a inclusão de anexos, com normas precisas descritas nos guias aos autores.

Outras informações sobre anexos são encontradas detalhadamente no capítulo Projeto Científico deste livro.

3.40 Preparação do artigo para submissão

Antes de submeter o artigo, os autores devem ler cuidadosamente e na íntegra as normas para publicação da revista escolhida. O manuscrito será adaptado e redigido para cumprir todas as recomendações dessas normas. Eventuais documentos, como Direitos Autorais, Preceitos Éticos, Conflitos de Interesse, Lista de Recomendações da Revista e Cumpridas pelos Autores, Reconhecimento de Autoria etc. precisam ser preenchidos completamente e assinados por todos os autores. Todos os autores precisam estar cadastrados na revista e em outras bases vinculadas à submissão do manuscrito.

Antes de escolher determinada revista, procurar nela artigos publicados similares ao manuscrito que se deseja submeter. Ler com cuidado os objetivos da revista com relação aos artigos que ela publica e verificar se o manuscrito se enquadra em algum desses objetivos. O manuscrito submetido a uma revista inadequada será rejeitado sumariamente, sem mesmo ser analisado.

Recomenda-se que os autores escolham a revista entre as citadas nas referências bibliográficas do manuscrito, pois certamente elas publicam artigos relacionados com o tema do trabalho publicado. Por outro lado, se for escolhida uma revista não referenciada no manuscrito, portanto, que não tenha artigos entre as suas referências bibliográfica, cabe aos autores incluírem pelo menos um artigo dessa revista.

Não há recomendação explicitada em norma de revista alguma de que os artigos publicados nela referenciem outros dessa mesma revista. Entretanto, cabe lembrar que a avaliação de todas as revistas é feita pelo número de citações de seus artigos, mesmo sendo dentro da própria revista. Incluir artigos da revista no manuscrito não favorece a aceitação do artigo para publicação, mas reduz a possibilidade de rejeição sumária pelo editor, antes da avaliação pelos revisores, por considerar que sua revista foi desprestigiada pelos autores.

Depois de o manuscrito ser aceito para publicação, a revista revisará o texto tanto sob aspecto técnico quanto ortográfico, com a assistência dos autores. Esse processo pode ser demorado, dependendo de os autores atenderem a todas as solicitações da revista com relação à revisão do manuscrito e de preenchimento da documentação legal para publicação. Somente após todos os autores concordarem com a versão final do manuscrito e assinarem os documentos solicitados pela revista, o manuscrito será publicado.

3.40.1 Submissão do artigo para publicação

Todos os trabalhos científicos devem ser publicados, pois, de alguma maneira, contribuem para o avanço do conhecimento científico, mesmo quando seus resultados forem negativos ou parecerem sem relevância.

Há inúmeros relatos na história científica de grandes mudanças de conceitos e contribuições com benefícios extraordinários em todas as áreas de conhecimento que iniciaram com trabalhos aparentemente insignificativos. Mesmo que o trabalho em si, de fato, não traga novidade, ele poderá ser o início de uma linha de pesquisa ou levantar uma questão maior a ser pesquisada e mesmo promover o desenvolvimento científico de seus autores, bem como da instituição onde é realizado. Portanto, não há dúvida de que os autores devem se empenhar para publicarem o artigo científico, independentemente de sua impressão pessoal sobre o trabalho realizado.

Até cerca de 40 anos atrás, publicavam-se artigos científicos com facilidade, pois a quantidade de pesquisadores não era grande, devido às dificuldades em realizarem-se trabalhos científicos, desde as revisões bibliográficas em condições precárias de obtenção até a infraestrutura, geralmente inadequada. Os recursos financeiros também eram restritos, obrigando a autofinanciamentos.

Atualmente, com os avanços dos meios eletrônicos, a atualização em qualquer tema, que demorava mais de um ano, é realizada em poucos segundos. Com a globalização, obtêm-se recursos financeiros e infraestrutura adequada com facilidade, seja na própria instituição ou em outras instituições, e com trabalhos multicêntricos. Há ainda os estímulos social e profissional, obrigando à produção científica para a ascensão profissional e melhoria nos honorários que os pesquisadores recebem, por meio de bolsas e outros benefícios financeiros.

Os profissionais de todas as áreas do conhecimento, que antigamente evidenciavam-se por influências políticas, relacionamentos sociais, recursos financeiros pessoais, nomes herdados e muitos outros motivos sem mérito, atualmente somente são valorizados por sua produção científica, artística, cultural e social. Portanto, sua avaliação científica decorre da relevância dos artigos publicados e consequentemente citados por outros pesquisadores.

Essa mudança social e científica fez com que aumentasse exponencialmente a produção científica de mais de um milhão de artigos anuais para emais de um milhão semanais, apenas em Medicina, que é a área do conhecimento em que mais se publica. Entretanto, o número de veículos de divulgação científica não acompanhou esse grande aumento na produtividade do conhecimento. As revistas científicas multiplicaram-se muito, porém as mais relevantes, mesmo com a sua inclusão eletrônica e com mais artigos por fascículo, ainda estão muito aquém da demanda científica qualificada. Por esse motivo tornou-se cada vez mais difícil publicar nas revistas incluídas em bases de dados importantes. Mesmo artigos científicos bem-feitos e que trazem contribuições destacadas ao conhecimento não têm sido aceitos por excesso de demanda e falta de espaço suficiente para inclui-los em suas publicações.

3.40.2 Revistas predadoras

Em decorrência da falta de veículos de divulgação científica relevante, têm sido criadas quase que diariamente muitas revistas, que receberam a denominação de "revistas predadoras". Essas revistas publicam, sob pagamento, quase todos os artigos que lhe são enviados, sem uma rigorosa avaliação por corpo editorial e revisores. Essas revistas não são aceitas em bases de dados relevantes e consequentemente não são acessadas por leitores que buscam conhecimento científico. A divulgação dos artigos publicados nessas revistas é feita em plataformas gerais, como Google, lidas por leigos, mas raramente procuradas para fins científicos e esses trabalhos não são citados.

Tendo em vista que a publicação científica não pode ser repetida em mais de uma revista, perdem-se completamente os artigos científicos publicados nas revistas predadoras, mesmo tendo elevada qualidade científica e com conhecimentos importantes, que deveriam ser conhecidos e certamente seriam muito citados se estivessem em revistas incluídas em bases de dados com credibilidade. Portanto, o importante não é apenas divulgar o trabalho realizado, mas publicá-lo em um veículo confiável e que seja aceito pela comunidade científica.

3.40.3 Revistas secundárias

Há ainda revistas que não estão em bases de dados destacadas nem são predadoras. Diversos periódicos, geralmente pertencentes a agremiações profissionais, instituições de Ensino Superior e institutos de pesquisa, publicam artigos relevantes, porém ainda não atingiram proeminência suficiente para serem inseridas nas melhores bases de dados. Mesmo assim, são revistas respeitadas e estão em algumas bases de dados específicas da área de conhecimento do pesquisadors. O corpo editorial e de revisores é bom e a avaliação dos artigos é rigorosa e bem-feita. Habitualmente, elas não cobram para publicar artigos científicos bons ou a sua cobrança é menor do que a das revistas mais relevantes e a das predadoras.

Cabe aos autores decidirem se irão submeter seus artigos para serem publicados em revistas relevantes, nas que estão em ascensão ou nas predadoras, tendo em vista que há milhões de artigos publicados em cada uma dessas opções.

3.40.4 Escolha da revista para publicação

Para compreender-se como surgiu a publicação científica em revistas, cabe incluir um pequeno histórico do surgimento das revistas científicas e de sua inclusão nas bases de dados.

3.40.4.1 Histórico da publicação científica em revistas

No século XVIII, as agremiações científicas criaram veículos para divulgar os conhecimentos de seus membros e, assim, surgiram os primeiros boletins, folhetins e depois revistas científicas nas mais diversas áreas do conhecimento. Portanto, para alguém divulgar alguma invenção ou descoberta precisava pertencer a uma agremiação científica ou conseguir acesso a ela por meio de seus membros, em geral, nobres, ricos e cientistas consagrados, todos com poder na sociedade. Os trabalhos submetidos eram analisados e, eventualmente, repetidos por membros das agremiações e, se de fato fosse comprovada a sua importância, eles eram publicados com o nome dos verdadeiros autores ou com o nome dos membros das agremiações que roubavam as ideias dos que não pertenciam às agremiações.

Desde essa época e até o século XX todas as revistas científicas pertenciam a agremiações científicas, que se associavam com universidades, para lhes conferir maior credibilidade. Com o avanço do conhecimento e do número de pesquisadores no século XX, surgiram revistas não vinculadas a sociedades e que também traziam artigos relevantes, com base na experiência profissional de cada autor. Apesar de as entidades mantenedoras das revistas continuarem a conferir importância às revistas, elas também passaram a se destacar pela relevância dos artigos publicados. Dessa forma, mesmo revistas não vinculadas a agremiações ou universidades poderosas tornaram-se destacadas, o foco de importância saiu da entidade mantenedora e passou a ser o próprio artigo científico publicado.

3.40.4.2 Valorização das revistas

Com o avançar da política da sociedade de consumo, as revistas científicas também passaram a ser consumidas e a sua oferta eram os artigos científicos. Portanto, a existência e a obtenção de recursos para a manutenção das revistas dependiam de elas serem consumidas. Inicialmente, as revistas eram lidas pelo reconhecimento do nome e o da entidade que lhes dava credibilidade, porém, como a importância estava nos artigos publicados, as revistas mais consumidas passaram a ser aquelas que publicavam artigos relevantes. Para sua sobrevivência, as revistas de maior credibilidade constituíram corpos editoriais, com o objetivo de selecionar, entre os artigos, submetidos os mais importantes e também atrair os principais cientistas para publicarem nelas.

A forma indireta para saber se uma revista era muito consumida era avaliar a quantidade de citações em artigos. Dessa forma, quanto mais citações os artigos de determinada revista tivessem, maior era a sua credibilidade, independentemente de seu nome ou de sua entidade mantenedora. Assim surgiu o fator de impacto das revistas, para manter a sua importância social e científica, por meio do consumo de seus artigos. Essa situação fez com que houvesse uma mudança de valores, em vez de a revista valer pela importância de seus artigos, os artigos passaram a ser valorizados por estarem em uma revista relevante. O consumo do artigo passou a ser por estar em uma revista destacada em vez de ser valorizado por seu trabalho intrínseco.

Em contraposição, os artigos publicados em revistas classificadas em estratos inferiores eram menosprezados. Esse preconceito fez com que muitos trabalhos excelentes, produzidos por pesquisadores de elevado nível científico, fossem perdidos por não terem sido nem sequer lidos. A perda desse conhecimento trouxe prejuízo irreparáveis aos pesquisadores e à sociedade que poderia ter sido beneficiada por esses conhecimentos, acelerando o progresso humano.

Com o rápido e gigantesco avanço dos meios eletrônicos, foram criadas bases de dados eletrônicas no final do Século XX e a divulgação científica entrou em uma nova era de avanço científico. As bases de dados aceitam indiscriminadamente e em igualdade de condições as revistas com credibilidade científica, independentemente de seu fator de impacto. Nessa nova realidade, a busca pelo conhecimento deixou de ter por base o valor da revista e passou a fundamentar-se no conteúdo dos artigos científicos. A citação passou a valorizar somente a qualidade do trabalho científico, sem levar em conta o nome dos autores ou a revista em que o artigo era publicado.

3.40.4.3 Índices de valorização dos autores e das publicações

Os pesquisadores foram avaliados de forma indireta, inicialmente por meio do Citation Index (CI), criado no Institute for Scientific Information (ISI) (1960) para classificar especificamente os artigos, de acordo com o número de vezes que eram citados na literatura científica. The Impact Factor (IF) foi criado pelo Institute for Scientific Information (ISI) e publicado pelo Journal of Citation Reports (JCR) (1961) para classificar as revistas pela relevância de seus artigos, com base no número de citações, sem levar em conta seus autores. Outros índices utilizados para classificar revistas, mas não autores nem trabalhos científicos, são o MEDLINE, data-base criada pelo National Library of Medicine (1971); o PubMed, da National Library of Medicine (1996); o CiteSeer da Research Institute (1997), do Science da Analytics (2000); o Academic Search (2012/2016); e o Cite Score, da Elsevier (2016).

O h-index foi criado por Jorge Eduardo Hirsch especificamente para avaliar pesquisadores por meio das citações de seus produtos científicos, artigos e patentes. Mesmo esse índice não é adequado, pois coloca em igualdade de condições todos os autores dos artigos independentemente de seu número e localização na autoria. Nesse e em outros índices são reunidos com igual valor, apenas pelo número de citações, artigos excelentes e artigos péssimos que foram citados apenas para mencionar que eles devem ser descartados da literatura médica e esquecidos.

Considerando que o Impact Factor e a maior parte dos demais índices foram criados para classificar revistas científicas, não é correto utilizá-los para avaliar autores nem para qualificar os pesquisadores ou seus trabalhos. Não se pode chegar a uma conclusão correta partindo de uma premissa inadequada.

3.40.5 Critérios para escolha da revista

Para que um artigo científico seja lido e referenciado, precisa estar publicado em uma revista incluída em base de dados relevante. Antigamente, havia a tendência de buscar a publicação em revistas de elevado impacto, contudo, na realidade atual, nas bases de dados, todos os artigos são incluídos sequencialmente, independentemente da revista em que foram publicados, portanto, podem ser acessados igualmente, de acordo com o interesse dos leitores.

Os artigos são abertos de acordo com seu título e resumo, não havendo influência alguma do nome de seus autores ou da revista onde foram publicados. Assim, o fator de impacto da revista é de interesse para a própria revista, não para os autores nem para seus leitores, que dão importância à qualidade do trabalho realizado e não à da revista onde foi publicado, desde que esteja em uma base de dados destacada e com credibilidade científica.

Antes de decidirem por uma determinada revista, é recomendado que os autores procurem nas bases de dados artigos similares ao trabalho realizado e, em seguida, busquem as revistas em que foram publicados. Tendo em vista que, se aceito, o artigo será encontrado na base de dados relevante, independentemente da revista em que tiver sido publicado, cabe aos autores escolherem a revista dessa base de dados que lhes for mais conveniente, de acordo com suas normas, custo financeiro para publicação, facilidade em ter o artigo aceito, etc.

3.40.6 Avaliação do artigo pela revista

Todos os manuscritos enviados para publicação em revista com credibilidade seguem uma sequência estabelecida de avaliações. Inicialmente, são analisados por técnicos atentos à forma como o manuscrito foi escrito, de acordo com as normas da revista. Se o artigo não seguir exatamente as instruções da revista, ele será imediatamente devolvido. Por esse motivo, os autores têm de prestar atenção às normas da revista e atendê-las integralmente, independentemente de opiniões pessoais. Se o manuscrito estiver dentro das normas da revista, ele será passado ao corpo editorial e um dos editores fará uma avaliação preliminar. Se o editor julgar o artigo adequado para a revista, ele será passado para dois ou mais revisores com conhecimento na área específica do trabalho realizado. Caso o editor não agrade do artigo, ele será rejeitado com um comentário padrão agradável sobre o artigo, para magoar menos os autores.

Os revisores, de forma anônima e sem saberem quem são os autores nem a instituição de origem do artigo, farão uma análise minuciosa do manuscrito e emitirão sua opinião sobre o trabalho realizado. Eles escreverão sua recomendação à revista e farão sugestões aos autores, com vista à melhoria do artigo. Essas recomendações podem ser coincidentes ou distintas. Eles podem recomendar a aceitação do manuscrito na forma como está, após pequenas modificações, após grandes modificações, ou a sua rejeição, com justificativas para as decisões.

O editor, por sua vez, poderá ou não aceitar as recomendações após ler o manuscrito junto com as críticas feitas pelos revisores. Fará também uma avaliação do artigo e emitirá uma recomendação definitiva e justificada aos autores, que também receberão as opiniões dos revisores. Em geral, a recomendação do editor coincide com a da maioria dos revisores.

Os autores não devem considerar as críticas ao trabalho como agressões pessoais, pois jamais o são. O corpo de revisores é constituído por profissionais com experiência no assunto do trabalho, por vezes, maior do que a dos autores e a intenção das críticas é aperfeiçoar o trabalho e o manuscrito. É aconselhável que os autores leiam as observações do editor e dos revisores como ensinamentos e aprendam com elas. Cada pessoa tem um raciocínio próprio sobre qualquer assunto e em alguns aspectos diverge dos demais. A visão do leitor não é a mesma do autor, que escreve com uma intenção, porém a sua redação dá margem para outras interpretações. A análise que os autores fazem dos dados encontrados em determinado trabalho podem involuntariamente ser tendenciosos ou incompletos. Os revisores conseguem perceber falhas ou podem não compreender uma redação inadequada. Nesse sentido, todos os questionamentos feitos pelos revisores e pelo editor precisam ser respondidos com respeito e integralmente, esclarecendo todas as suas dúvidas.

Cabe aos autores aceitarem ou não as recomendações feitas. Não são raras as vezes em que os revisores solicitam alterações ou complementações no trabalho e que, se forem aceitas, haverá uma demora em terminar o trabalho maior do que o previsto pelos autores. Se os autores perceberem que, ao atenderem as recomendações dos revisores o trabalho ficará melhor, vale a pena dispensar mais trabalho e tempo para melhorarem o seu trabalho. Com a obtenção de resultados mais relevantes, o manuscrito resultante desse trabalho poderá ser submetido para publicação em uma revista de maior impacto e com maior possibilidade de ser aceito, publicado e mais citado, tornando esse trabalho uma referência no assunto. É muito triste quando os autores, por diversos motivos, deixam de aceitar críticas e persistem em um trabalho e manuscrito incompleto, que jamais será lido ou citado. Nesse caso, que não é raro, gastou-se muito tempo, trabalho e recursos financeiros por um resultado pequeno.

Existe ainda a possibilidade de os revisores sugerirem alterações no trabalho e essas ideias serem a origem de uma nova pesquisa dentro da mesma linha, com grandes benefícios para os autores e sua instituição. Entretanto, nem todas as críticas devem ser aceitas pelos autores. Se for percebida uma má compreensão do manuscrito, os autores podem responder aos revisores com os esclarecimentos necessários. Certos manuscritos recebem até mais de três críticas consecutivas dos mesmos revisores, todas com o objetivo de melhorar o manuscrito e torná-lo mais bem aceito pelos leitores. Responder e atender a todas as recomendações não garantem o aceite do manuscrito para publicação. Ao final, o editor pode considerar que o manuscrito não atingiu a qualidade exigida pela revista. Essa situação não deve frustrar os autores, pois, após atenderem a todas as recomendações, obtiveram um manuscrito mais bem-feito e com maior chance de ser aceito por outra revista indexada na mesma base de dados relevante.

Imediatamente após ser rejeitado, o manuscrito deve ser reformatado nas normas de outra revista e enviado, até no mesmo dia para publicação. Todos os autores que publicam centenas de artigos científicos tiveram seus trabalhos rejeitados até mais de dez vezes cada um. Mesmo assim, após sua publicação, esses artigos são bem recebidos pela comunidade científica e são muito citados. Esse sucesso deve-se em parte ao seu aperfeiçoamento em atenção aos seus revisores.

30.4.7 Realidade científica atual

Fazer um trabalho científico é um processo trabalhoso e a publicação também demanda um longo tempo para ser efetivada com sucesso. Mesmo assim, a cada semana são publicados milhões de artigos científicos em todas as áreas do conhecimento, portanto, muitos mais milhões de manuscritos são submetidos para publicação, tendo em vista que a maior parte demora a ser aceita para publicação. Considerando que cada trabalho foi realizado por vários pesquisadores, constituindo a autoria dos manuscritos, percebe-se que há centenas de milhões de pesquisadores no mundo desenvolvendo trabalhos científicos e que são responsáveis pelo imenso e rápido avanço científico atual.

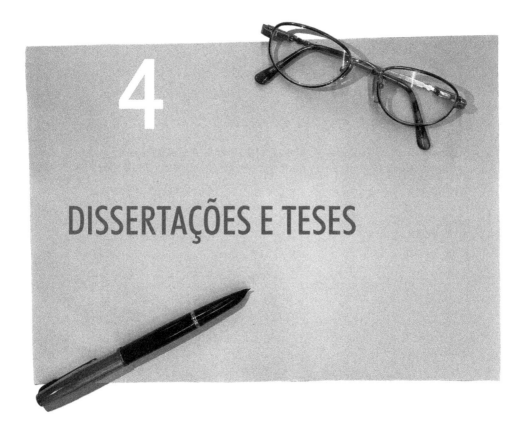

4

DISSERTAÇÕES E TESES

4.1 Conceito

É importante conceituar dissertação e tese sob aspecto gramatical de significado. Para isso, recorre-se aos dicionários mais relevantes da língua portuguesa que definem esses termos conforme segue nos parágrafos seguintes.

Dissertação é o ato ou efeito de dissertar; exposição, redação; exposição escrita de assunto relevante nas áreas científica, literária, artística, doutrinária etc.; monografia; trabalho escrito feito por estudantes como exercício ou como prova, versando sobre algum ponto das matérias estudadas; exposição escrita; exposição oral; conferência, discurso; expor um assunto de modo sistemático, abrangente e profundo, oralmente ou por escrito; discorrer, discretear; dissertar é sinônimo de: discorrer, discursar, explicar, expor.

Tese, por sua vez, é a proposição que se apresenta ou expõe para ser discutida e defendida em caso de contestação; proposição sustentada e defendida em público, nas escolas superiores; assunto, tema; no aristotelismo e na escolástica, proposição assumida como princípio teórico que fundamenta uma demonstração, argumentação ou um processo discursivo; no kantismo, cada uma das proposições racionais sobre os princípios fundamentais da realidade que, sem comprovação empírica e contraditadas por antíteses igualmente inverificáveis, originam antinomias insolúveis; no hegelianismo, o primeiro estágio do processo dialético, seguido por uma antítese negativa e uma síntese final de ambos os termos; trabalho de pesquisa original, de cunho acadêmico, cujo conteúdo deve ser apresentado e defendido publicamente, no final dos cursos de pós-graduação, e, também, para a obtenção dos títulos de livre-docência ou professor titular; consequência decorrente da hipótese.

Portanto, considerar dissertação como qualquer trabalho, não necessariamente original, que resultou em uma monografia de conclusão do curso de pós-graduação em mestrado e tese como qualquer trabalho original, que resultou em uma monografia de conclusão do curso de pós-graduação em doutorado é conceitualmente incorreto. Essa mesma impropriedade é cometida nos países, da Europa, mesmo tendo em seus diversos idiomas as palavras dissertação e tese os mesmos significados do português, tanto linguístico quanto filosófico. Nos Estados Unidos, o erro é ainda maior, pois considera a tese como um trabalho menor, de conclusão do mestrado, *Master of Sciences* (MS), enquanto a dissertação é mais longa e de maior valor, por ser de conclusão do doutorado, *Phylosophy Doctor* (PhD), nas diversas áreas do conhecimento.

Caberia aos linguistas organizarem-se para modificar esses erros conceituais e estabelecerem o que de fato cada trabalho científico é, independentemente de estar no mestrado, doutorado, docência, fim de curso, ou ascensão em carreira universitária. Os significados de dissertação e tese são claros em todos os dicionários, não se justificando manter essa situação artificial, mesmo sabendo que ela perdurará por já estar normatizada em universidades e institutos de ensino e pesquisa superiores. O correto é considerarem-se os trabalhos científicos de acordo com o que são, conforme segue:

- Dissertação é todo o trabalho que discorre sobre um tema, sem a necessidade de uma pesquisa de laboratório ou no campo das diversas áreas do conhecimento. A pesquisa para realizar esse trabalho é a literatura científica, cultural, artística etc. Portanto, um artigo de revisão bibliográfica é uma dissertação. Todos os trabalhos filosóficos são redigidos como dissertação, pois discutem, de forma aprofundada um determinado tema, com base na cultura e inteligência de cada autor. A maior parte dos trabalhos realizados em ciências humanas e nas várias áreas artísticas também é dissertação. Discutir a obra literária de um escritor ou a artística de um pintor, escultor ou músico é também dissertação pois está dentro do conceito linguístico dessa palavra, conforme está em todos os dicionários, independentemente de seu idioma. Os trabalhos que resultam em dissertação podem ou não serem originais. Uma nova teoria filosófica é uma dissertação original, já um trabalho biográfico sobre um determinado personagem já muito estudado, não é original, apesar de poder trazer algum enfoque diferente dos demais. Outro aspecto ainda mais inapropriado é considerar o tamanho da obra para defini-la como dissertação, que pode ter desde uma página até muito mais de mil páginas escritas, sendo ambas dissertações.

- Tese é todo trabalho que tem um objetivo e, por meio de pesquisa, obtém-se um resultado, que visa a atender o propósito do objetivo. Portanto, toda pesquisa científica é fundamentalmente uma tese. Nesse sentido, as teses englobam as dissertações que tiveram pesquisa científica para serem realizadas.

Um trabalho científico pode resultar em uma dissertação, no que se refere ao levantamento da literatura, que se tornará um artigo de revisão sobre o assunto. Ainda esse mesmo trabalho, em sua parte de pesquisa científica com objetivo, material e método, resultado, discussão e conclusão é uma tese a ser publicada como artigo original.

Considerando os conceitos corretamente, tanto a dissertação quanto a tese podem ser de mestrado, doutorado, docência, ascensão na carreira universitária, trabalho final de curso, etc. Ambos têm igual valor científico, desde que tenham sido realizadas criteriosamente, com honestidade e seguindo as normas científicas corretamente.

Outro aspecto a ser considerado é a linguagem utilizada. A tese, por ser, em geral, científica deve ser redigida de forma simples, direta e utilizando palavras precisas para cada conceito. Se a dissertação for científica, será escrita na mesma linguagem simples e direta da tese. Por outro lado, dissertações literárias artísticas e filosóficas, mesmo que tenham tido um componente de pesquisa bibliográfica, podem não ser científicas e sua redação desenvolver--se em linguagem literária ou didática, de acordo com a intenção de seus autores.

4.2 Tamanho da dissertação ou tese

Neste livro serão consideradas apenas as dissertações e teses científicas, tendo em vista que a redação literária não é enfocada e ela não tem proposta didática, apesar de poder ser utilizada para esse fim. Para compreender a redução progressiva do tamanho das dissertações e teses, cabe o relato histórico.

Até a década de 1980, havia grande dificuldade em realizar pesquisa bibliográfica em todas as áreas do conhecimento. As bases de dados eram escritas em grandes livros mensais, com cerca cem mil artigos científicos em cada volume, que abrangia somente os artigos publicados nas revistas mais relevantes. Portanto, excelentes trabalhos científicos publicados em revistas não incluídas em bases de dado eram lidos por um público mais restrito de assinantes dessas revistas. Essa situação fazia com que o progresso científico fosse muito lento com a perda de muito conhecimento de elevada qualidade.

Quem desejava atualizar-se em determinado tema, tinha de buscar nos livros das bases de dados os artigos cujos títulos despertassem interesse. Os leitores copiavam em fichas as referências bibliográficas desses artigos e depois os procuravam nas revistas arquivadas nas bibliotecas especializadas de instituições superiores. Com o auxílio de bibliotecários, localizavam-se os fascículos das revistas que continham os artigos. Poucos artigos eram localizados nas bibliotecas das próprias instituições dos pesquisadores interessados neles. Em geral, os bibliotecários localizavam essas revistas em outras bibliotecas do país e do exterior. Havia duas opções, viajar até as cidades onde havia bibliotecas com maior quantidade de revistas ou solicitar o envio dos artigos pelo correio. Eventualmente, alguns artigos não eram encontrados em biblioteca alguma e havia a necessidade de encontrar o endereço do autor correspondente, também em livros das bases de dados. Escrevia-se uma carta, solicitando-lhe o artigo e aguardava-se a resposta, por vezes, durante meses e sem a garantia de resposta ou que o artigo fosse enviado.

Quem se propunha a realizar um trabalho científico, fazia uma revisão bibliográfica ampla do assunto pesquisado e, nesse sentido, não eram raras as dissertações e teses com muitas centenas e até mais de mil referências bibliográficas sobre o assunto. Alguns artigos eram dissertação de um tema, com base em referências bibliográfica, enquanto outros continham também um trabalho científico associado a ele. A maior parte dos leitores de teses e dissertações tinham mais interesse na revisão da literatura do que na pesquisa realizada e seus resultados. Algumas revisões de literatura eram muito bem-feitas e tornavam-se livros de sucesso e paradigma no assunto.

Nessa época, as teses continham centenas de páginas, sendo a maior parte delas constituída pela revisão da literatura. Por essa dificuldade, as teses demoravam, por vezes, anos para serem concluídas e, consequentemente, o avanço científico era lento. As teses eram arquivadas em prateleiras destacadas nas bibliotecas e eram muito consultadas, pois elas continham o conhecimento "atualizado" sobre os mais diversos assuntos. Muitos pesquisadores, profissionais e estudantes procuravam teses como fonte de estudo, sem terem o trabalho da pesquisa bibliográfica nos livros das bases de dados.

Entretanto, com o rápido avanço dos meios de comunicação e o desenvolvimento de muitas bases de dados eletrônicas, houve grande mudança nos conceitos científicos. Não somente as bases de dados deixaram de ser impressas, mas as próprias revistas passaram a ser exclusivamente eletrônicas. A obtenção de artigos científicos, foi reduzida de anos para poucos segundos e, com isso houve um extraordinário progresso científico. Antigamente, calculava-se a demora na geração de conhecimento em decênios, enquanto hoje, ela é de poucas semanas. Enquanto, até a metade do século XX, havia cerca de um milhão de artigos científicos por ano apenas em Medicina, atualmente esse número passou a ser semanal.

Com essa realidade, as teses deixaram de ser procuradas e desapareceram das prateleiras das bibliotecas e mesmo elas estão se tornando progressivamente apenas virtuais. As dissertações e teses continuam existindo como trabalho final de cursos de pós-graduação, docência livre, conclusão de cursos de graduação, ascensão na carreira universitária, etc., porém em outra realidade. Atualmente, o foco é a contribuição que o próprio trabalho da dissertação ou tese traz para o conhecimento em sua área e já não importa mais a sua revisão bibliográfica. Quem deseja se atualizar, entra facilmente nas bases de dados e obtém imediatamente as referências relacionadas ao estado atual da arte no assunto desejado. Nessa realidade, as dissertações e teses foram sendo reduzidas de centenas de páginas para poucas dezenas, passando de livros para artigos científicos.

4.3 Cerimônia de defesa das dissertações e teses

Antigamente, pela dificuldade de se conseguir concluir uma dissertação ou tese e por elas tornarem-se referência no assunto, sua apresentação e defesa era um evento público científico e social, prestigiado pela comunidade universitária, familiares e pessoas interessadas em adquirir o conhecimento transmitido pelo autor e pela banca examinadora. Em seguida, havia uma comemoração e a tese, que era raramente publicada, seguia para o banco de teses da própria universidade e de bibliotecas interessadas.

Atualmente, as dissertações e teses valem pelos artigos científicos que delas serão publicados. Portanto, a cerimônia de defesa deixou de ter interesse, tornando-se um evento com a presença de seu autor, acompanhado pelo orientador e a banca de examinadores, por vezes até sem público, apesar de ser um evento aberto para ser assistido. Grande parte das defesas é feita a distância por videoconferência na qual o candidato, seu orientador, os examinadores e eventualmente o público estão participando de locais diferentes.

4.4 Características das dissertações e teses

A dissertação, por suas características, poderá tornar-se um ou mais artigos científicos, ou um livro, mais comum em ciências humanas de letras, filosofia, pedagogia, história, etc. Ao tornarem-se livros, a linguagem deixa de ser científica, para se tornar literária ou didática, de acordo com seu objetivo. Já os artigos preservam a linguagem científica, que é a utilizada na dissertação.

A tese, por ser consequente a uma pesquisa, que visa obter resposta ao seu objetivo, torna-se pelo menos dois artigos científicos, um da revisão de literatura, feita para compreender-se bem o assunto da pesquisa, e outro decorrente do próprio trabalho científico realizado. Por vezes, a pesquisa em si pode gerar mais de um artigo científico, quando houver mais de um objetivo. Se houver apenas um objetivo, será redigido apenas um artigo, mesmo que ele seja grande. Realizar mais de um artigo com o mesmo objetivo pode tornar-se autoplágio ou, se o trabalho for dividido, resultará em artigos menores e menos expressivos. Por outro lado, reunir em um único artigo vários objetivos pode confundir o leitor, além de diluir resultados relevantes no meio de várias informações divergentes.

Para evitar trabalho dobrado desnecessário, as dissertações e teses podem ser redigidas na forma em que serão publicadas. Se do trabalho realizado obtiverem-se um artigo de revisão e outro da própria pesquisa, ambos os artigos serão escritos em separado, na formatação recomendada pelas duas revistas às quais os artigos serão destinados. Não há necessidade de a formatação ser a mesma nos dois artigos, se as normas das revistas forem diferentes. Na introdução da monografia será explicada a apresentação do trabalho em dois ou até mais artigos, justificando a falta de uniformidade deles.

Não faz mais sentido formatar dissertações e teses como antigamente em uma monografia de mais de 100 páginas dividida em capítulos e subdividida em tópicos e com uma ampla revisão da literatura. Essa monografia será lida apenas por seu autor, pelo orientador e pelos membros da banca examinadora, mesmo assim, parcialmente. Em seguida, ela será arquivada na biblioteca eletrônica da instituição, para nunca mais ser vista. Há ainda que considerar a aversão de muitos examinadores por monografias grandes, por dispensarem muito tempo em sua análise, sabendo que, em seguida, elas se tornarão artigos concisos, permitindo sua leitura mais fácil e agradável.

Quando as dissertações e teses já são formatadas como artigos científicos, eles somente poderão ser enviados para publicação após a conclusão da defesa e com sua aprovação. A avaliação dos manuscritos pela banca examinadora traz muitas vantagens aos autores e orientadores, durante a cerimônia de defesa. Por serem pesquisadores experientes na área em que o trabalho foi realizado, os examinadores terão uma visão própria e certamente diferente do autor e de seu orientador sobre o trabalho realizado e a sua redação. Os examinadores trazem sugestões relevantes que complementam e aperfeiçoam o trabalho realizado, além de corrigirem os manuscritos, tornando-os mais adequados para submissão com vista à sua publicação.

O autor e seu orientador nunca deverão considerar os examinadores como adversários, nem suas críticas como menosprezo pelo trabalho realizado. Na realidade, os examinadores são parceiros experientes cujas recomendações melhoram tanto o trabalho quanto o manuscrito. Cabe ao autor e ao seu orientador meditarem sobre todas as recomendações feitas pelos examinadores e aperfeiçoarem o trabalho realizado. Em seguida, os manuscritos dos artigos serão reescritos em conformidade com as sugestões dos examinadores, para resultarem em artigos mais relevantes, publicáveis em revistas melhores. A demora em complementar um trabalho parcial e escrever artigos melhores decorrentes dele é compensada pela aceitação mais fácil por parte das revistas e possibilidade de receber maior número de citações bibliográficas.

4.5 Idioma

O idioma utilizado na monografia é o do país em que a dissertação ou tese for defendida. Assim, todas as monografias feitas no Brasil serão escritas em português. Por outro lado, se uma tese for realizada por um doutorando brasileiro que esteja fazendo a sua tese em programa binacional, conhecido como sanduíche, em outro país, com dois orientadores, um brasileiro e outro desse país, onde também será a cerimônia de defesa, a tese será escrita no idioma desse país, mesmo que haja a participação de brasileiros. Após a defesa e feitas todas as correções recomendadas, os artigos decorrentes dessa monografia, caso não estejam escritos em inglês, serão traduzidos para esse idioma e enviados para publicação. Sobre essa tradução, recomenda-se a leitura desse tópico no capítulo Aspectos Gerais da Redação Científica deste livro.

Existe ainda a possibilidade de a defesa ser realizada a distância por intermédio de videoconferência e um dos examinadores ser de outro país e ter um idioma diferente dos demais. Nessa situação, a dissertação ou a tese será traduzida para o idioma desse examinador ou para o inglês e enviada para sua análise. Nessa situação, caberá ao autor e seu orientador decidirem junto com toda a banca examinadora o idioma no qual será feita a apresentação e defesa do trabalho.

4.6 Confecção da dissertação e tese

Mesmo que a dissertação ou tese seja composta por artigos científicos, ela é formada de acordo com as normas do programa de pós-graduação ou da universidade ou da instituição à qual ela se destina. Tanto essas normas quanto os editais não são discutíveis; eles são seguidos rigorosamente e com muita atenção para evitar prejuízos aos candidatos e autores dos trabalhos. Caso não haja normas estabelecidas, os autores e seus orientadores podem decidir a formatação da monografia, na forma tradicional, sem sua divisão em artigos científicos. Segue uma sugestão de confecção de monografia, que poderá servir de base para sua organização.

4.6.1 Capa

A capa anterior é toda escrita com letras maiúsculas em negrito. Utilizar o mesmo tipo de letra do restante da monografia. Coloca-se o nome do autor no topo, em sua parte média e tamanho 14 ou 16. Esse tamanho será utilizado em todos os escritos desta página, exceto o título. Pouco acima do meio da página e na parte média, escrever o título completo da monografia com letra 16 ou 18, maior do que os demais escritos da página. Logo abaixo escreve-se o que é, por exemplo, TESE DE DOUTORADO. Na linha abaixo, escreve-se centralizado para o que é, por exemplo: PROGRAMA DE PÓS-GRADUAÇÃO EM... DA UNIVERSIDADE.... Próximo ao fim da página, escreve-se na parte média o nome da cidade, do estado e eventualmente o país, separados por vírgulas. Na última linha inferior, em sua parte média, escreve-se o ano da apresentação e defesa.

A monografia pode ser apenas eletrônica, que é obrigatória, e também impressa, de acordo com normas ou preferência do autor junto com seu orientador. Se a opção for por impressão e a capa for em cartolina, com lombada, essa lombada poderá ser utilizada para escrever o título da monografia e, se couber, o nome do seu autor e o ano. Entretanto, cabe ao autor decidir por utilizar a lombada para escrever ou mantê-la vazia. Cabe ressaltar que o escrito da lombada é editado de tal forma que, ao se posicionar o livro com a parte escrita para cima, o escrito da lombada possa ser lido. Em vez de lombada, o autor poderá optar por espiral de arame plastificado para unir as folhas impressas.

4.6.2 "Caderno zero"

As primeiras páginas da dissertação e da tese não fazem parte da monografia em si, mas configuram a parte burocrática e com informações suplementares relevantes e úteis à sua identificação e leitura, com esclarecimentos sobre a monografia. Essas páginas são conhecidas em alguns locais como "caderno zero". Os tipos de letra mais utilizados no caderno zero e em toda a monografia são Arial e Times New Roman, com tamanho geralmente 12, sem negrito ou itálico. Usar o espaço 2 entre as linhas, para facilitar a leitura e eventual inclusão de observações por parte dos examinadores. Toda a monografia pode ser escrita apenas na página anterior da folha ou, para não desperdiçar papel, redigir em frente e verso da folha. A numeração das páginas do caderno zero é na parte média e inferior, utilizando números arábicos ou romanos. Essa numeração é apenas para a parte introdutória. A monografia em si inicia com o número 1 escrito na parte superior direita.

4.6.3 Página Rosto

A primeira página do caderno zero repete a capa anterior em todos os seus aspectos. Essa é a primeira página e seu número é 1 arábico ou romano, I. Em algumas monografias, observa-se o absurdo de confundir a numeração romana com letras do alfabeto latino e escreve-se em vez do I, número um romano, i minúsculo, considerando que I seria a letra i maiúscula. A mesma nomenclatura inculta considera o número cinco romano como a letra v minúscula, imaginando que V, seria essa letra maiúscula e assim sucessivamente. Essa ignorância é inadmissível para um intelectual capaz de concluir um curso de pós-graduação, independentemente da sua área de conhecimento.

Segue uma folha rosto fantasia, para exemplificar.

JOÃO DA SILVA

TIPOS DE ROCHAS DO FUNDO DO MAR
ENCONTRADAS NO MONTE SAMAMBAIA

Tese apresentada ao Programa de Pós-graduação em Mineralogia da Universidade Montanhas do Sul, como requisito final para obtenção do grau de Doutor.

Orientador: Prof. Dr. Antonio Azevedo

Safiras, Goiás

2023

4.6.4 Ficha Catalográfica

A segunda página recebe o número II e nela, inclui-se em sua parte média, a ficha catalográfica, obtida com o auxílio de um bibliotecário. Essa ficha traz todas as características da monografia padronizadas por normas internacionais e permite que a monografia seja catalogada em todas as bases de dados e bibliotecas.

Segue uma ficha catalográfica fantasia, para exemplificar.

**Ficha catalográfica elaborada pela Biblioteca Central
da Universidade Montanhas do Sul**

Silva, João

Tipos de rochas do fundo do mar encontradas no Monte Samambaia / João da Silva. Safiras, 2023.

Tese (doutorado) – Universidade Montanhas do Sul – GO

Orientador: Prof. Dr. Antonio Azevedo.

1.Rocha. 2. Mar, fundo 3. Monte Samambaia.

CDD: MS430295

4.6.5 Banca Examinadora

Na terceira página, inclui-se o nome dos componentes da banca examinadora. Na parte superior média, escreve-se o nome do autor. Na linha abaixo e na parte média, escreve-se o título da monografia. Abaixo, ao que se destina, à semelhança da página rosto, a menos que haja normas institucionais. Abaixo escreve-se a palavra ORIENTADOR seguida de dois pontos e o seu nome completo, precedido por sua função e grau maior, por exemplo, "Professor Dr." Em seguida, colocam-se os nomes de todos os componentes da banca examinadora, inclusive os membros suplentes, um nome por linha, precedido da função e grau maior. Após o nome, separado por vírgula, escreve-se sua origem profissional, por exemplo, "Universidade de Barcelona, Espanha". Na parte média da penúltima linha inferior, escreve-se o nome da cidade, estado e país onde a tese foi defendida. Na última linha em sua parte média, escreve-se o ano da apresentação e defesa.

Segue uma folha de banca examinadora fantasia, para exemplificar.

TIPOS DE ROCHAS DO FUNDO DO MAR
ENCONTRADAS NO MONTE SAMAMBAIA

João da Silva

Nível: Doutorado

Data da defesa: 31 / 09 / 2023

Tese apresentada ao Programa de Pós-graduação em Mineralogia da Universidade Montanhas do Sul.

Comissão Examinadora formada pelos Professores:

Prof. Dr. Antonio Azevedo – Orientador

Profa. Dra. Maria Campos Souza – USP

Profa. Dra. Joana Helena Luz – UFMG

Prof. Dr. Pedro Silva Filho – UMS

Prof. Dr. João Paulo Lins – UMS

Suplentes:

Prof. Dr. Luiz Silva Jr. – UFRJ

Profa. Dra. Ana Maria Suzano - UMS

Safira, 31/09/2023

III

4.6.6 Agradecimentos

Os agradecimentos são divididos em duas partes, os para a instituição onde o trabalho foi realizado e, em seguida, os pessoais e institucionais relacionados ao trabalho realizado. Na quarta página, escrevem-se os agradecimentos para as autoridades da instituição onde o trabalho foi realizado. Essas pessoas contribuíram diretamente ou como representantes institucionais para propiciar as condições, incluindo infraestrutura, equipamento, material e recursos humanos sem os quais a pesquisa não teria podido ser realizada. Foi também a instituição que permitiu a realização do trabalho e aceitou a equipe de seus autores. Portanto, esse agradecimento não é apenas protocolar, mas de fato essas autoridades fizeram jus à sua menção na monografia.

Segue uma folha de agradecimentos à instituição fantasia, para exemplificar.

AGRADECIMENTOS À INSTITUIÇÃO

UNIVERSIDADE MONTANHAS DO SUL

REITORA

Professora Dra. Beatriz Souza Santos

PRÓ-REITOR DE PÓS-GRADUAÇÃO

Professor Dr. Carlos Castro Bento

PRÓ-REITOR DE PESQUISA

Professor Dr. Lauro Evangelista

DIRETOR DA ESCOLA DE GEOLOGIA

Professor Dr. Ernesto Silva César

COORDENADOR DO PROGRAMA
DE PÓS-GRADUAÇÃO
EM MINERALOGIA

Professor Dr. Irineu Antunes Dutra

A segunda parte dos agradecimentos refere-se às pessoas e instituições que, de fato, contribuíram para a realização do trabalho. Na parte superior média, escreve-se a palavra AGRADECIMENTO, como título. Em seguida, colocam-se os nomes das pessoas precedido por função e grau, uma pessoa por linha. Após o nome, explica-se o motivo do agradecimento em poucas palavras. Após a denominação da última pessoa, incluem-se os agradecimentos institucionais, um por linha, explicando também o motivo do agradecimento. O caráter do autor é, em parte, avaliado pelo número de agradecidos.

Segue uma folha de agradecimentos pessoais e institucionais fantasia, para exemplificar.

AGRADECIMENTOS

Ao Grupo de Pesquisa Avanços em Mineralogia, ao qual pertenço, por seu apoio.

Ao Sr. Guilherme Azevedo, por propiciar o transporte imprescindível auxílio ao ceder os automóveis, sem os quais este trabalho não seria possível.

Aos colegas Gerson Silva, Mauro Carvalho e Pedro de Barros pelas valiosas participações em todo o trabalho e orientações na análise das rochas.

À Dra. Nilce Vieira pelas análises em laboratório.

Ao Dr. Sérgio Lima, pelas análises estatísticas.

À Sra. Silvia Souza pelo auxílio bibliotecário.

Ao CNPq, pela bolsa de Doutorado e pelo auxílio financeiro.

4.6.7 Homenagens

Na página seguinte à dos agradecimentos são incluídas as deferências a pessoas e instituições que não tiveram participação direta no trabalho realizado, em linhas individuais, tendo por título HOMENAGENS. Nessa página, o autor pode incluir, parentes, amigos, professores, colegas, local de trabalho, etc., explicando o motivo de cada homenagem.

Segue uma folha de homenagens fantasia, para exemplificar.

HOMENAGENS

Aos meus pais, João Silva e Maria Souza Silva, por serem responsáveis por minha formação.

À minha esposa Lúcia Maria e aos meus filhos Roberto e Riva, por todo o apoio nos momentos mais difíceis e por estarem juntos neste trabalho.

Ao Professor e amigo Eduardo Carvalho, pelo incentivo e ensino no desenvolvimento da pesquisa.

4.6.8 Lista de abreviaturas, siglas e símbolos

Na página seguinte, coloca-se a lista de abreviaturas, siglas e símbolos utilizadas na monografia. Assim como nas páginas anteriores, o título, com letras maiúsculas é o desses termos, que serão explicados dentro da monografia na primeira vez em que forem inseridos. Essa lista inclui apenas abreviações que não são popularizadas e conhecidas amplamente, como as unidades de medida. As abreviações estão dispostas linha por linha, em ordem alfabética e, em seguida, separada por um espaço, escreve-se sua explicação por extenso.

Esse tópico vem antes dos índices, nos quais pode haver abreviações, já previamente explicadas.

Segue uma folha de homenagens fantasia, para exemplificar.

LISTA DE ABREVIATURAS, SIGLAS E SÍMBOLOS

ANVISA	Agência Nacional de Vigilância Sanitária
CD	*Cluster of differentiation*
Fe	Ferro
FSC	Ângulo de dispersão frontal
MEDLINE	Medical Literature Analysis and Retrieval System Online
MFI	*Median fluorescence intensity*
PBS	*Phosphate buffered saline*

4.6.9 Índices

Na página seguinte, escreve-se o índice geral, no qual são incluídos os títulos de todos os capítulos, tópicos e subtópicos do manuscrito. A redação desses títulos deve ser idêntica à do texto, sem reduções ou abreviações que não existam nos títulos do manuscrito. Os índices de tabelas e figuras, bem como todos os itens dos apêndices e anexos também entram no índice geral. Eventuais subtítulos e termos explicativos colocados entre parênteses não precisam ser incluídos no índice. Após escrever todo o título no índice, mesmo que seja em mais de uma linha, deixa-se um espaço na mesma linha na qual terminou o título e escreve-se o número da página, na extremidade direita da página, em ordem consecutiva.

O nome deste tópico é Índice, originado no latim *index*, que significa indicar, é a palavra correta para esse indicador, pois seu objetivo é mostrar o número da página onde o título e seu assunto são encontrados dentro do manuscrito. Este é o único termo correto para esse indicador, apesar de serem encontradas e aceitas muitas outras palavras inadequadas. A palavra conteúdo mostra o que está contido no manuscrito, mas não pressupõe que se deva indicar onde. Lista é uma relação sequencial de palavras, termos, coisas etc. sem a necessidade de indicar onde são encontradas. Sumário vem do latim *summarium*, que significa resumo e pode ser utilizado para designar o breviário, súmula, sinopse etc. Esse termo é adequado para substituir o título Resumo do manuscrito, mas não para indicar as páginas da lista de títulos do texto, nas quais não há resumo algum. Esse termo é muito utilizado por quem não leu no dicionário o seu significado. Mesmo sendo aceito, por seu uso frequente essa palavra é inadequada para indicar. Outros termos mais raramente utilizados, como relação, tabela, assunto, etc. também são inapropriados.

Segue uma folha índice geral, para exemplificar.

ÍNDICE

LISTA DE ABREVIATURAS, SIGLAS E SÍMBOLOS.................................. VIII

ÍNDICE DE TABELAS IX

ÍNDICE DE FIGURAS X

    RESUMO.. 1

PALAVRAS-CHAVE 1

    ABSTRACT 2

KEY WORDS 2

    INTRODUÇÃO 3

    OBJETIVO 12

    MÉTODO.. 13

    RESULTADOS.. 21

    DISCUSSÃO 34

    CONCLUSÃO... 41

    REFERÊNCIAS.. 42

    APÊNDICES... 52

    ANEXOS 53

Na página seguinte à do índice geral, escreve-se o índice das tabelas, no qual são inseridos somente os títulos completos das tabelas, incluindo os títulos das tabelas dos apêndices e anexos, indicando as páginas nas quais são encontradas, em ordem consecutiva. As legendas das tabelas não entram no índice.

Segue uma folha de índice de tabelas fantasia, para exemplificar.

ÍNDICE DE TABELAS

Tabela 1 – Minerais encontrados nas rochas do Monte Samambaia 23

Tabela 2 – Proporção (%) das rochas do fundo do mar encontradas no Monte Samambaia..... 26

Na página seguinte à do índice das tabelas, escreve-se o índice das figuras, no qual são inseridos os títulos completos de todas as figuras, sejam elas desenhos, fotos, gráficos, etc., incluindo as figuras dos apêndices e anexos. Na extremidade direita das linhas correspondentes a cada título de figura, escreve-se a página na qual a figura é encontrada, em ordem consecutiva. Eventuais temos explicativos colocados entre parênteses não devem ser incluídos no índice. Legendas também não são indexadas.

ÍNDICE DE FIGURAS

Figura 1 – Mapa do Monte Samambaia 25

Figura 2 – Fotomicrografia de rocha do fundo do mar encontrada no Monte Samambaia, na qual foi encontrado fóssil de crustáceo marinho (seta) 29

Os índices são a parte final do caderno zero, após os quais a monografia, propriamente dita, inicia.

4.6.10 Monografia

Conforme já mencionado, a monografia pode ser apresentada sob duas formas, confeccionada na estrutura já estabelecida para dissertação e tese ou como reunião de manuscritos formatados para serem submetidos a revistas especializadas com vista à sua publicação.

A numeração de todas as partes da monografia é com números arábicos escritos na parte superior direita e não tem relação com a numeração do caderno zero. Ela inicia com o número 1.

4.6.11 Resumo

A primeira página da monografia é o seu resumo. Há quem o inclua de forma inadequada no caderno zero, no qual estão apenas dados burocráticos e de orientação para a monografia, sem fazer parte dela. O resumo faz parte da monografia, bem como do artigo que resulta dela, sendo obrigatório estar à frente de todos os textos científicos. Por iniciar a monografia, a página na qual ele é escrito recebe o número 1 arábico na parte superior direita.

A estrutura do resumo é decisão do autor, podendo ser em texto contínuo ou estruturado em introdução objetivo, método, resultados e conclusão. Outras formas também podem ser criadas pelo autor, de acordo com seu interesse ou concepção. Cabe, entretanto, lembrar que a monografia será transformada em manuscrito de artigo científico, a ser submetido para publicação em revista especializada. Nesse sentido, é preferível o autor optar pelo padrão de resumo recomendado pela revista à qual pretende submeter seu trabalho.

Recomenda-se a leitura dos tópicos sobre resumos nos capítulos Projeto Científico e Artigo Científico deste livro, onde estão escritos com detalhes a estrutura e a redação dos resumos.

4.6.12 Palavras-chave

Após o resumo, ainda na mesma página, incluem-se as palavras-chave ou unitermos. Cabe ao autor incluir o número de palavras-chave que desejar. O trabalho será encontrado nas bases de dados por intermédio desses unitermos, portanto, quanto maior é o seu número, mais facilmente ele será encontrado. Habitualmente, coloca-se o número máximo de unitermos permitido pela revista aonde o artigo resultante da monografia será enviado para publicação.

4.6.12.1 Resumos e palavras-chave múltiplos

O primeiro resumo, bem como as palavras-chave que o seguem são escritos no mesmo idioma do restante da monografia. Entretanto, a critério do autor junto com seu orientador ou seguindo normas determinadas para a monografia, o resumo e as palavras-chave podem ser traduzidos para outros idiomas. Quando a monografia não é escrita em inglês, incluem-se o resumo e as palavras-chave nesse idioma após eles terem sido escritos no idioma original. Por outro lado, se o texto for todo escrito em inglês, após o resumo e as palavras-chave nesse idioma, incluem-se esses dois tópicos no idioma original do autor e instituição à qual pertence. A tradução para outros idiomas além desses dois é menos comum, apesar de ser permitida.

4.6.13 Introdução

A apresentação dos capítulos da monografia é decidida por seu autor junto com o orientador. Cada capítulo pode ser iniciado em uma página nova, escrevendo em seu início o nome do capítulo. Há quem prefira escrever apenas o nome do capítulo em uma página e iniciar o texto na página seguinte, desperdiçando uma folha de papel. Uma terceira opção é escrever toda a monografia em um texto contínuo, separando os capítulos por apenas uma linha em branco. Essas formas de apresentação são detalhes sem importância, que não interferem no julgamento do leitor, interessado apenas no conteúdo do trabalho realizado.

O texto do manuscrito inicia pela introdução, que, em parte, já deve ter sido escrita no projeto de pesquisa que resultou no trabalho final. Dependendo da qualidade da introdução do projeto, ela pode ser aproveitada, pelo menos como alicerce para a introdução da dissertação ou tese. Certamente, o autor perceberá na introdução do projeto muitos erros e uma redação elementar, tendo em vista a sua evolução intelectual e científica no transcorrer da pesquisa. Nesse sentido, há duas possibilidades, corrigir cuidadosamente a introdução já feita ou desconsiderá-la e iniciar uma nova monografia.

Nos artigos científicos, as introduções são curtas, tendo em vista o foco do leitor ser o trabalho realizado e os seus achados relevantes para o desenvolvimento científico do tema estudado. Entretanto, cabe ressaltar que o autor de uma monografia tem que mostrar conhecimento do assunto no qual trabalhou. Quando a opção da tese é por artigo científico, em geral, são apresentados pelo menos dois artigos, um relacionado ao próprio trabalho realizado e o outro da revisão crítica da literatura consultada, com contribuições pessoais, tendo por base a sua experiência profissional e cultura no tema da pesquisa. Já na opção da monografia em moldes tradicionais, a cultura do seu autor é mostrada na introdução.

Esse capítulo pode ser único ou subdividido em dois capítulos, o primeiro de Introdução e, em seguida, o de Revisão da Literatura. Há ainda a opção de a revisão da literatura ser um dos tópicos do capítulo Introdução. Se a opção for por dois capítulos da monografia, a introdução pode ser mais curta, na qual se escreve uma visão global sobre o assunto, de forma atraente, para despertar o interesse dos leitores para o tema estudado. Nesse caso, a introdução será escrita em um mínimo de duas páginas, sem limite de conteúdo. Essa introdução poderá ser redigida como um texto único dividido em parágrafos ou, se for longo, subdividir esse capítulo em tópicos com títulos curtos e especificando seu conteúdo.

Ressalta-se que a redação científica deve fluir em uma sequência lógica do tema, para conduzir o raciocínio do leitor. Portanto, tudo que for relacionado a determinado parágrafo ou tópico da introdução terá que ser escrito uma única vez nessa parte da monografia, incluindo todos os seus aspectos e detalhes. É inadmissível escrever sob determinado tema em um local e depois voltar ao mesmo tema, para completá-lo em outra parte da introdução em uma escrita vai e vem, que confunda o leitor.

4.6.14 Referências

Por não ser manuscrito de artigo científico focado nas normas de determinada revista, a formatação da introdução poderá ser decidida por seu autor, junto com seu orientador, seguindo ou não alguma recomendação de redação científica. Em geral, na introdução, não há contribuição do autor, portanto, cada frase ou trecho dessa parte da monografia é fundamentada em dados da literatura, que deve ser referenciada. Cabe ao autor incluir as referências bibliográficas sob a forma de número correspondente à sua especificação detalhada no capítulo de referências bibliográficas ou escrever o nome dos autores e a data dos artigos consultados. Repetindo o recomendado em outros capítulos deste livro, é preferível a citação das referências sob a forma de números, para não interromper continuamente a leitura do texto com trechos longos de nomes e datas referenciados.

Autores e artigos destacados que tiveram uma contribuição maior na elaboração do trabalho que resultou na monografia ou que são referência maior na literatura específica do tema podem ser enfatizados na redação deste capítulo. A forma de inclusão dos nomes desses autores está detalhada no tópico Citação da Autoria do capítulo Projeto Científico deste livro.

4.6.15 Revisão da Literatura

Apesar de esta parte da monografia poder constituir um capítulo à parte, a maioria dos autores prefere inclui-la como um dos tópicos da introdução. Dessa forma, facilita-se a leitura e a sequência lógica de raciocínio, com a inclusão da relevância e dos objetivos do trabalho logo em seguida, como capítulos em separado ou tópicos finais da introdução.

Antigamente, quando havia dificuldade em obter-se um artigo científico, a revisão da literatura era um capítulo independentemente do restante da tese e, frequentemente, o mais importante e o mais lido, sendo ele o foco principal da monografia. Nessa época, a revisão da literatura era escrita na forma enciclopédica, iniciando com o nome do primeiro autor do livro, artigo ou monografia, seguido por um texto longo, com vários parágrafos em que o trabalho era resumido em todos os seus tópicos ou escrevia-se detalhadamente o que havia de mais relevante nesse artigo. Terminada essa redação, incluía-se a referência bibliográfica completa, da mesma forma como já estava escrita no capítulo das referências bibliográficas. Esse tipo de redação era cansativo, mas os leitores buscavam, na realidade, o conhecimento existente nesses resumos muito mais do que o restante da monografia.

Atualmente, esse tipo de redação é inaceitável, por ser cansativo e inútil, fazendo com que ele jamais seja lido. O objetivo atual dos textos de revisão da literatura é a visão crítica dos autores sobre a literatura existente em determinado tema. Portanto, a redação foca no assunto e não nos artigos, muito menos em seus autores.

Antes de iniciar esse tópico ou capítulo, o autor precisa esquematizar como subdividirá sua redação em uma sequência lógica de condução do raciocínio dos leitores. Em seguida, deverá reunir todos os dados de cada uma das diversas partes nas quais subdividiu essa revisão da literatura. Dependendo da quantidade de informações obtidas em cada tópico, ele poderá ser um ou mais parágrafos gerais ou constituir um tópico ou subtópicos, com títulos sequenciais.

A redação de cada parágrafo com um tema específico é feita de forma crítica, reunindo autores com determinado ponto de vista e contrapondo-os aos de visão diferente. Nessa análise comparativa, cabe ao autor revelar seu posicionamento com relação ao tema, com base em sua cultura científica e experiência profissional, indicando os aspectos positivos e negativos de cada um dos posicionamentos da literatura citada. Evidentemente que o autor não será tendencioso, apresentando apenas referências favoráveis ao seu entendimento e ocultando o contraditório.

A revisão de literatura bem-elaborada por um autor com formação científica e experiência profissional enaltece a monografia e, posteriormente, os artigos resultantes dela. No entanto, uma revisão de literatura que apenas apresenta os aspectos encontrados nos artigos consultados sem uma análise crítica por parte do autor sugere uma falta de preparo científico no assunto, assemelhando-se a revisões feitas por estudantes universitários, mesmo que a pesquisa em si tenha sido conduzida de maneira apropriada.

4.6.16 Objetivo

Antes de escrever o objetivo, o autor precisa conduzir o raciocínio dos leitores dentro do tema, no sentido de mostrar-lhes a necessidade do trabalho realizado. A introdução e a revisão da literatura revelam o estado atual do conhecimento específico do tema estudado e ressaltam as dúvidas e as controvérsias particularizadas no aspecto da pesquisa e que precisavam ser esclarecidas.

O mais adequado é cada trabalho ter um objetivo único, mas não há inconveniente em haver vários objetivos, desde que estejam inter-relacionados. Por outro lado, classificar objetivos em primários e secundários confunde os leitores e até dificulta a realização do trabalho. No final, o autor depara-se com muitos dados, que precisam ser incluídos dentro de um texto artificial e complexo, em decorrência de um objetivo prolixo, tornando a conclusão difícil de ser redigida e compreendida. A redação científica tem por obrigação ser simples e de fácil entendimento, recomendando-se uma redação do objetivo em até três frases curtas, que mostrem claramente a dúvida e o propósito do trabalho.

O objetivo pode ser redigido como último parágrafo da introdução. Entretanto, a critério do autor, ele pode constituir um capítulo à parte, logo em seguida à introdução, mesmo que tenha apenas uma frase curta. O tamanho do objetivo não tem relação com o seu valor. Em geral, parágrafos e frases longas e prolixas dificultam a compreensão do escopo de um trabalho.

O objetivo de um trabalho relaciona-se com o título da monografia, que, muitas vezes, é o resumo do objetivo. Em princípio, a revisão da literatura não faz parte do objetivo, a menos que o foco da dissertação seja estudar a literatura específica de determinado tema.

Essa é a parte mais nobre do trabalho e inclui a ideia fundamentada em uma dúvida não esclarecida pelo conhecimento prévio existente. Portanto, nenhum aspecto do método, que foi o instrumento pelo qual a questão foi estudada, entra no objetivo. Colocar método como objetivo é um erro grave a ser evitado.

Além de estar relacionado com o título, conforme foi mencionado, o objetivo é ligado também à conclusão do trabalho, que é a resposta ao objetivo. A conclusão esclarece ou responde à questão proposta pelo objetivo.

4.6.17 Relevância

A relevância ou importância do trabalho destaca os benefícios que a pesquisa proposta pode trazer ao conhecimento do tema abordado. Geralmente, este tópico é mais pertinente para o projeto científico do que para um trabalho já finalizado e apresentado como monografia. No entanto, dissertações e teses frequentemente incluem este aspecto da pesquisa, seja como uma seção no final da introdução ou como um capítulo separado, posterior ao objetivo.

Quando a relevância é escrita no método, ela é inserida após o objetivo, pois mostra sua importância. Entretanto, muitas monografias escrevem a relevância em um parágrafo antes do objetivo, para que a introdução termine com o objetivo. Dessa forma, a redação da introdução conduz o raciocínio do leitor para o hiato existente na literatura do tema escolhido e que necessita ser pesquisado. Em seguida, mostra a importância de estudar esse aspecto do tema, para preencher o hiato apontado previamente. Por último, apresenta-se a pergunta sob a forma de objetivo.

Ambas as estruturas são pertinentes e podem ser adotadas, de acordo com decisão do autor junto com seu orientador. Há ainda a opção de não incluir o tópico relevância no texto da monografia, sem prejudicar o seu valor. Nos artigos científicos, a relevância pode entrar como um tópico separado do manuscrito e escrito em quatro a seis itens curtos, denominados destaques (em inglês, *highlights*).

4.6.18 Método

O Método, assim como descrito nos capítulos Projeto Científico e Artigo Científico, pode receber muitas denominações e, em uma monografia, o nome desse capítulo é escolhido por seu autor junto com seu orientador. Pode ser intitulado Material e Método no singular ou plural e ainda ser separado em dois capítulos, o de material e o de método. O material pode ainda ser denominado Casuística, Pacientes, Animais, etc. Atualmente, o título mais utilizado é Método e o capítulo inclui todos os aspectos das variáveis estudadas, bem como detalhes de como o trabalho foi realizado.

Esse capítulo da monografia pode ser escrito em fluxo contínuo de parágrafos ou subdividido em tópicos, para facilitar a redação e a compreensão. Os métodos com poucas informações são escritos em sequência de parágrafos. Já os métodos longos, com muitos detalhes e, por vezes, complexos são preferivelmente subdivididos em tópicos, em uma ordem lógica, tendo por base a mesma sequência de etapas da realização do trabalho. Cada um desses tópicos receberá um título curto que indicará o seu conteúdo.

As informações e todos os detalhes de cada etapa serão escritos uma única vez dentro do tópico correspondente, que deve reunir todos os dados relativos a ele. Evitar uma redação em vai e vem com o compartilhamento da mesma informação em mais de um tópico.

4.6.19 Ética

O primeiro tópico do método é referente à parte ética da pesquisa, no qual detalha-se a aprovação do projeto pelo comitê de ética, informando o seu nome, a instituição à qual pertence, cidade e país. O número do documento de aprovação e a sua data são indispensáveis. Em trabalhos com humanos, incluem-se nesse tópico dados sobre o consentimento livre e esclarecido. Tanto o documento de aprovação do projeto quanto o consentimento são apresentados em sua íntegra, como apêndices da monografia, logo após as referências bibliográficas. Ainda nesse tópico, são informadas as normas éticas que foram seguidas e as leis correspondentes, que foram respeitadas.

4.6.20 Material e variáveis

O tópico seguinte refere-se às informações sobre as variáveis utilizadas no trabalho com detalhes minuciosos sobre seu número, suas características e eventual distribuição em grupos. Em trabalhos com humanos, são incluídas informações sobre sua identificação, por meio de número de documento de identidade ou prontuário hospitalar, idade, sexo, etnia, procedência, profissão e demais características de interesse para o trabalho realizado. Informações sobre estado nutricional, doenças, exames, etc. que sejam relevantes à pesquisa realizada também são incluídas nesse tópico. Todos os dados que não forem consequentes ao trabalho realizado e fizerem parte da casuística são incluídos no método. Já os dados obtidos em decorrência do estudo, após atuação dos pesquisadores, são incluídos nos resultados.

Nas pesquisas com animais, há a necessidade de caracterizá-los detalhadamente. Dados filogenéticos de gênero, espécie, raça e sexo são fundamentais, bem como a idade e o peso no início do trabalho. A origem de onde os animais foram obtidos com eventuais protocolos de aquisição são incluídos no texto e complementados com detalhes nos apêndices e anexos. Estado de saúde inicial, cuidados no alojamento e fornecimento nutricional também são especificados no método. Por outro lado, a idade e o peso, do animal ao final do trabalho fazem parte dos resultados.

Em trabalhos com variáveis não humanas nem animais também são imprescindíveis detalhes minuciosos que os caracterizem completamente em conformação, tamanho, distância, tempo, luminosidade, período etc., conforme o tipo de variável. Drogas, substâncias químicas e outros insumos são descritos, com o nome do fabricante, cidade, país e lote ao qual pertence, etc. Equipamentos, aparelhos e instrumentos diversos também precisam ser minuciosamente caracterizados com sua especificidade, indústria que os fabricou, cidade, país, ano de fabricação, etc. Independentemente do tipo de material as informações prestadas devem capacitar o leitor a repetir o experimento da mesma forma e com os mesmos materiais permanentes e de consumo. Ilustrações podem complementar essa descrição, dentro do texto e também como anexos.

4.6.21 Método

O tópico que segue refere-se ao método utilizado para a realização da pesquisa, particularizando técnicas e procedimentos. Os processos pelos quais os dados foram obtidos, incluindo, exames, tempo de acompanhamento e seu dimensionamento etc. são indispensáveis para que o leitor compreenda corretamente o trabalho realizado. Ilustrações por meio de desenhos, fotos e esquemas auxiliam na caracterização tanto do material quanto do método. As ilustrações essenciais são incluídas nesse capítulo e demais detalhes são inseridos como apêndices, se criadas pelo autor, e anexos, se tiver sido obtida de outra fonte.

Para melhor compreensão, os tópicos desse capítulo podem ser subdivididos em subtópicos mais específicos, que facilitarão a leitura e a percepção do trabalho realizado. Dentro de uma monografia, não há limite de palavras ou de dimensão dos tópicos. O mais importante é a descrição compreensível e completa de todo o trabalho feito, de forma completa. O protocolo que foi preenchido com os dados da pesquisa também faz parte do método e é incluído nesse capítulo ou como apêndice ao final da monografia.

4.6.22 Estatística

O tópico seguinte, em geral o último desse capítulo, é o de estatística. A forma de reunir os dados obtidos, sua tabulação e os cálculos realizados para se obter os resultados e sua análise integram esse tópico. A redação deve ser acessível a quem não é matemático, evitando termos específicos dos estatísticos, geralmente prolixos e desconhecidos por quem não é de sua área de atuação.

Todas as comparações feitas são especificadas pelas fórmulas matemáticas, as quais podem ser apresentadas nesse tópico ou como anexos após os apêndices, no final da monografia. A significância e outros aspectos essenciais para compreender como os resultados foram obtidos também são delineados nesta seção..

4.6.23 Resultados

Esse capítulo da monografia apresenta os resultados decorrentes do trabalho realizado. Todos os dados obtidos por meio do método já descrito são inseridos e analisados integralmente. Nenhuma parte relacionada às características das variáveis pesquisadas ou ao método será incluída neste tópico. Na redação científica, todas as informações são apresentadas apenas uma vez, sem repetições, para reforçar algum aspecto relevante do trabalho. O valor de um resultado se destaca por si só, sem a necessidade de ser adjetivado.

Quando o resultado possui poucos dados, eles podem ser apresentados no próprio texto. No entanto, um grande volume de resultados é mais facilmente compreendido quando tabulado. As tabelas possibilitam uma análise comparativa simplificada das informações e melhor entendimento por parte dos leitores. Uma outra forma de destacar os resultados é por meio de ilustrações, que podem ser desenhos, fotos e gráficos, todos originados do trabalho realizado.

Nesse capítulo, não se deve incluir qualquer informação que não seja resultante da pesquisa realizada. Se a monografia for uma dissertação sobre um levantamento da literatura, seus resultados serão exclusivamente informações já publicadas.

Outro aspecto importante a ser enfatizado é a apresentação única de cada dado, seja no texto, na tabela ou na figura. O texto pode destacar aspectos importantes das tabelas e figuras, porém sem repetir os dados. Os cálculos estatísticos podem ser apresentados junto com os dados nas tabelas ou em gráficos. Os dados podem estar nas tabelas e gráficos, enquanto os cálculos são detalhados no texto.

4.6.24 Tabelas

As tabelas podem ser incluídas em todos os capítulos da monografia, mas são mais comuns nos resultados. Enquanto em artigos científicos o número de tabelas é limitado pelas normas das revistas, em dissertações e teses, cabe aos autores decidirem se desejam incluir as tabelas dentro do capítulo dos resultados ou como apêndices, após as referências bibliográficas. Nos resultados, podem ser inseridas todas as tabelas ou apenas as mais relevantes, enquanto as demais podem ser incluídas como apêndices. Quanto menor o número de tabelas no corpo da monografia, mais destaque elas terão.

Conforme mencionado nos capítulos Projeto Científico e Artigo Científico deste livro, existem duas formas de organizar os dados: em tabelas ou quadros. Os quadros consistem em uma lista de dados que apresentam os aspectos das variáveis, sem análises estatísticas que levem a conclusões. Por outro lado, as tabelas oferecem análises comparativas dos dados, permitindo a formulação de conclusões. Em livros e revistas, é comum padronizar sua denominação como tabelas, para evitar confusões de numeração, quando os quadros têm uma numeração diferente das tabelas. Cabe ao autor decidir se uniformiza ou não os quadros e tabelas.

Em geral, nos resultados, são incluídas principalmente as tabelas mais relevantes. Já os quadros, por serem apenas listas dos dados provenientes do protocolo da pesquisa, são colocados junto com as tabelas menos relevantes, como apêndices, para facilitar a leitura e compreensão do capítulo de Resultados.

As normas das revistas costumam sugerir que as tabelas não tenham linhas internas separando os dados, no entanto, cabe ao autor da monografia decidir sobre a estrutura das tabelas, desde que seja mantida uma uniformidade. Criar as tabelas da monografia seguindo a estrutura recomendada pelas revistas facilita a sua inclusão em manuscritos a serem submetidos para publicação.

Recomenda-se a leitura dos capítulos Projeto Científico e Artigo Científico deste livro, nos quais são descritas as estruturas das tabelas, incluindo títulos, legendas, numeração, entre outros detalhes.

4.6.25 Figuras

As ilustrações incluídas nas monografias podem ter diferentes denominações, como figuras, fotos, desenhos, ilustrações, gráficos, esquemas, algoritmos, entre outras. O autor da monografia tem o direito de nomear as figuras conforme achar mais apropriado, porém é recomendável que todas sejam numeradas de acordo com esses nomes. Para evitar dificuldades na identificação das ilustrações devido a muitas numerações diferentes, revistas e livros costumam padronizar a nomenclatura de todas elas como figuras, independentemente de seu tipo. Isso resulta em uma única numeração sequencial, facilitando sua identificação.

As figuras facilitam as descrições e podem ser incluídas em todos os capítulos da monografia de acordo com a necessidade, porém são mais frequentemente utilizadas nos resultados. As ilustrações são geralmente desenhos, fotos e gráficos. O mais importante é que elas sejam bem-feitas, nítidas e de fácil compreensão. Caso o autor não tenha talento artístico, recomenda-se que solicite o auxílio profissional. Os títulos e as legendas externas e as inseridas dentro da figura facilitam o esclarecimento sobre seus aspectos mais relevantes.

Assim como mencionado previamente, com destaque para as tabelas, cabe reforçar que todos os dados somente podem ser inseridos na monografia uma única vez. Portanto, se determinada informação já estiver no texto ou em uma tabela, não poderá constar em figura alguma. Em uma monografia, a melhor forma de apresentar dados numéricos é em tabelas, que facilitam a sua identificação e avaliação comparativa com outros dados. Por outro lado, em apresentações orais e em cartazes, dados numéricos são preferencialmente ilustrados como gráficos, por sua visibilidade maior e serem mais facilmente compreendidos.

Assim como foi mencionado para as tabelas, recomenda-se a leitura dos tópicos sobre figuras nos capítulos Projeto Científico e Artigo Científico deste livro, nos quais estão descritas as estruturas das figuras, com detalhes para sua confecção e utilização.

4.6.26 Discussão

Esse é o capítulo no qual o autor possui a maior liberdade de redação, evidentemente, tendo por base conhecimentos científicos prévios e os adquiridos na elaboração de seu trabalho. A experiência profissional e a cultura do autor contribuem para enriquecer o texto deste capítulo. O título circunscreve bem como deve ser o seu conteúdo.

Na discussão, não cabe complementar informações que não foram escritas no método ou nos resultados. Caso haja mais dados a serem incluídos nesses capítulos, eles são redigidos somente neles, de forma apropriada. Outro aspecto fundamental é não repetir informação alguma que já tenha sido escrita na introdução no método e nos resultados. Esse capítulo admite somente comentários fundamentados no trabalho realizado, sem repetição alguma. Por outro lado, os dados do método e dos resultados não são acompanhados de comentário em seus capítulos.

A Discussão é um capítulo em que o autor coloca seus pontos de vista sobre todo o trabalho feito, incluindo a monografia. Cada aspecto do método, incluindo as variáveis escolhidas, suas características, a parte ética, os equipamentos e insumos precisam ser discutidos cada um deles separadamente, com detalhes e argumentos fundamentados comparativamente com informações da literatura. Na monografia, não há limite para o tamanho da discussão, desde que o leitor compreenda bem todo o trabalho realizado e a motivação para as escolhas feitas por seu autor. Limitações encontradas no método do trabalho e soluções encontradas para os problemas ocorridos durante sua condução também são relevantes na discussão.

A discussão mais importante do trabalho é a dos resultados. Portanto, espera-se que essa seja a redação mais longa e detalhada, mostrando a cultura do autor, ao comparar os resultados obtidos com os da literatura. Cabe ressaltar os avanços no conhecimento do tema em decorrência dos resultados encontrados e sua relevância futura.

Explicações para cada resultado não podem extrapolar os limites do trabalho realizado ou sua literatura, pois exageros são inadmissíveis em ciência. A pesquisa científica é restrita ao que foi feito e encontrado, sem exagerar ou falsear aspecto algum, para valorizar o trabalho feito além de sua realidade.

Por vezes, informações aparentemente menos relevantes, podem ser de grande importância, quando analisadas com enfoque diferente ao dos propósitos e visão de seu autor. Portanto, é importante comentar todos os resultados, mostrando sua contribuição científica e limitações inerentes ao método para obtê-los, evidenciando restrições científicas, éticas e sociais relacionadas a ele. Proposições futuras dentro de parâmetros reais cabem como parte final da discussão.

4.6.27 Conclusão

A conclusão está diretamente ligada ao título e aos objetivos do trabalho. Se a conclusão alcançada for relevante, seu resumo poderá se tornar o título da monografia. No entanto, caso os resultados não atinjam o impacto esperado, pode-se recorrer aos objetivos do trabalho para elaborar um título mais atraente.

A conclusão da pesquisa representa a resposta ao seu objetivo. Quando há um único objetivo, a conclusão é única, porém, se houver vários objetivos, cada um terá sua própria conclusão específica. Da mesma forma que os objetivos, as conclusões devem ser breves, não sendo aceitável transformar a conclusão em um resumo ou uma extensão da discussão ou dos resultados.

Considerando que a conclusão é a seção mais relevante e lida, é crucial que seja redigida de forma cuidadosa, abrangendo o cerne mais significativo do trabalho, sem incorporar referências bibliográficas ou fazer menção a outros trabalhos, a menos que seja uma revisão específica da literatura. Devido à sua relevância, assim como o objetivo, a conclusão deve ser integralmente transcrita no resumo da monografia.

4.6.28 Referências bibliográficas

Ao contrário dos outros capítulos, as referências ou a lista de referências bibliográficas começam necessariamente na página seguinte à conclusão, mesmo que os outros capítulos sejam escritos em sequência. Em monografias, não existem regras rígidas para a redação das referências ou para a citação no texto, desde que se mantenha um formato consistente para todas elas. No entanto, é importante ter em mente que a monografia pode ser transformada em um manuscrito de um artigo científico para possível publicação. Portanto, é recomendável que o autor padronize as referências de acordo com as diretrizes da revista para a qual o artigo será submetido. Além disso, a citação das referências no texto deve seguir as normas específicas da mesma revista, garantindo uma uniformidade e coerência.

Recomenda-se a leitura dos capítulos Projeto Científico e Artigo Científico deste livro, nos quais estão descritas as diversas estruturas pare escrever referências bibliográfica e a sua citação dentro do texto.

4.6.29 Apêndices

A parte do trabalho realizado, que não é essencial que seja escrita na monografia, poderá ser acrescentada como apêndice, que inicia na página seguinte ao final das referências bibliográficas. A sequência de inclusão dos apêndices é de acordo com a sua entrada no texto da monografia, em que todos serão citados por seu número. Para não haver confusão com a numeração das citações da própria monografia, os apêndices possuem uma numeração própria. Como exemplo, as tabelas da monografia possuem uma numeração sequencial pela qual são citadas, "Tabela 1" ou, no texto, "De acordo com a Tabela 1, ..." ou no final da frase "... (Tabela 1). Já a numeração dos apêndices pode ser, por exemplo, "Tabela A1" ou "Tabela Apêndice 1" e a sua citação é "De acordo com a Tabela A1 ou Tabela Apêndice 1, ..." ou no final da frase "... (Tabela A1)." ou "... (Tabela Apêndice 1)."

Todos os apêndices são obrigatoriamente oriundos do trabalho realizado, desde o projeto da pesquisa e o estudo piloto que podem tornar-se os dois primeiros apêndices. Outros apêndices recomendados são os documentos de ética, protocolos da pesquisa, incluindo questionários, bem como tabelas e figuras, que não foram consideradas essenciais para entrarem no corpo da monografia.

Apesar de estarem como apêndices, as tabelas e figuras são confeccionadas no mesmo padrão das da monografia em si, com títulos e legendas correspondentes. Cada um dos documentos, tabelas e figuras são inseridos por completo em uma única página, incluindo seu título e legendas. O tamanho das letras e os espaços entre as linhas também seguem o padrão da monografia, porém, se for necessário, é reduzido, para o apêndice caber em uma única página. Por outro lado, se couberem de forma completa, mais de um documento, tabela ou figura podem ser incluídos em uma mesma página. A numeração das páginas dos apêndices e anexos segue sequencialmente à do restante da monografia, em números arábicos e na parte superior direita. A primeira página dos apêndices recebe o número seguinte ao da última página das referências bibliográficas. Sucessivamente, após a última página dos apêndices inicia a primeira página dos anexos, com o número seguinte.

4.6.30 Anexos

Na página subsequente aos apêndices, tem início a última seção da monografia, a qual, assim como os apêndices, é complementar. Diferentemente dos apêndices, que são produzidos pelos autores, os anexos são extraídos da literatura e são referenciados com sua fonte, citada no anexo e apresentada de forma completa nas referências bibliográficas.

As normas dos apêndices aplicam-se da mesma maneira aos anexos. Todos os anexos possuem numeração própria e são mencionados dentro da monografia por seu número. A redação dos anexos também segue o mesmo padrão à utilizada na monografia, tanto em tamanho das letras quanto dos espaços entre as linhas. Assim como foi mencionado para os apêndices, os anexos devem caber por inteiro em uma única página e se couberem, por inteiro, mais anexos podem ser inseridos em uma única página.

Quando um autor faz uso de um protocolo de pesquisa ou um questionário internacional validado para o Brasil, ele é inserido integralmente como anexo e é apenas mencionado na monografia pelo seu título, a instituição que o originou e a referência bibliográfica. Mesmo se esses protocolos ou questionários tenham sido ajustados pelo autor da monografia antes de serem aplicados no trabalho, eles ainda são anexos, já que não são completamente desenvolvidos pelo executor da pesquisa. Nesse contexto, o protocolo ou questionário deve ser referenciado pelo seu nome original, com a adição de "modificado por..." e a inclusão dos nomes dos responsáveis pelas modificações.

Exames, testes e critérios reconhecidos na literatura e amplamente aceitos dentro do campo de estudo da monografia podem ser mencionados apenas por seus nomes ou títulos no texto principal e apresentados integralmente nos anexos. A inclusão das referências bibliográficas pertinentes para esses testes reconhecidos só ocorre na monografia se for considerada relevante. As fórmulas dos testes estatísticos, referidos na seção de método da monografia, são detalhadas nos anexos. Entretanto, os cálculos estatísticos realizados pelo autor sozinho ou em colaboração com um estatístico são incorporados nos apêndices.

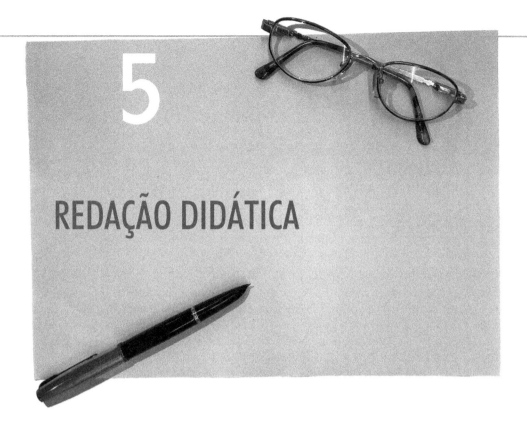

5. REDAÇÃO DIDÁTICA

A redação didática tem por objetivo transmitir um conhecimento já existente, adquirido ou compilado pelos autores, para ser transmitido, de forma pedagógica, para a instrução e o desenvolvimento intelectual de seus leitores. Pressupõe-se que o leitor de uma publicação didática não tenha conhecimento ou deseja aumentar o seu saber sobre determinado assunto. Nesse sentido, a redação didática deve explicar com detalhes todos os aspectos relacionados com o tema proposto, para que o leitor os compreenda perfeitamente e, ao terminar a leitura, os tenha adquirido, conforme a sua expectativa e necessidade.

5.1. Linguagem didática

A linguagem da literatura didática possui características tanto da redação científica quanto da literária. Assim como na linguagem científica, a redação didática é objetiva, simples, utilizando termos específicos e exatos, para não ocorrer uma interpretação inadequada do que foi escrito. Por outro lado, a redação didática precisa ser agradável e atraente, para o leitor desejar permanecer na leitura do assunto até compreender perfeitamente o que está escrito. Redação prolixa e em nível muito avançado, alternando o conteúdo em vai e vem sobre algum aspecto do assunto é inadmissível.

Assim como em todos os aspectos da vida, é muito difícil alcançar o simples e tornar um tema difícil, para quem não o domina, em fácil. Somente quem possui muito conhecimento e experiência sobre determinado assunto consegue expressá-lo de forma simples, transpondo-se na mente do leitor, para tornar fácil o conteúdo que deseja ensinar. Difícil é somente o desconhecido, que, ao ser compreendido por inteiro, torna-se fácil. Essas características formam o alicerce da literatura didática.

Quando o leitor encontra dificuldade em compreender um texto didático, ele deve abandoná-lo e procurar outra fonte para adquirir o conhecimento desejado. Todo texto que parecer difícil ou complexo foi escrito por quem não tem conhecimento ou prática suficiente sobre o assunto redigido. A escrita didática, independentemente do assunto, precisa ser de fácil compreensão desde a sua primeira frase. Assim, não se deve perder tempo em tentar aprender em um texto que desde o seu início não seja de leitura agradável e facilmente compreensível. O leitor não adquirirá o conhecimento que procura de quem não sabe o suficiente para ensinar ou não possui o talento didático.

Diferentemente da linguagem científica, que segue sempre o mesmo padrão e pode ser escrita sem dificuldade, pois não requer talento, na linguagem didática é necessária aptidão para manter o leitor interessado no assunto e mostrar-lhe seus aspectos atraentes. Muitas vezes, quem conhece determinado tema e é capaz de redigi-lo bem em linguagem científica, não possui competência suficiente para escrever um bom texto didático. A docência e a boa redação didática, dependem de talento específico nato.

Ao contrário do texto científico, que tem por princípio e objetivo o compromisso com a atualização sobre determinado assunto, o texto didático é mais voltado aos alicerces do conhecimento e não tem a necessidade de trazer o mais recente no tema proposto. Os livros didáticos demoram muitos meses e até mais de um ano entre a sua concepção e finalização. Considerando a velocidade do avanço científico, ao ser concluído, parte dele já está certamente desatualizada.

Antes de escreverem, os autores precisam estudar profundamente o assunto, mesmo que tenham conhecimento e experiência pessoal e profissional específica. Em seguida, é necessário meditar com atenção e cuidado, para estruturar a redação que será feita e revê-la diversas vezes antes de iniciar sua redação.

Na etapa seguinte, escreve-se todo o texto, de acordo com a estrutura proposta, sem preocupação com a ortografia nem com a forma de redigir. O fundamental nessa fase é expor todo o conhecimento que se deseja transmitir. Após terminar de escrever todo o manuscrito, contendo integralmente o assunto, ele deve ser guardado durante, pelo menos, uma semana, sem pensar muito nele. Eventualmente, podem surgir novas ideias que deixaram de ser escritas e que, imediatamente, precisam complementar o texto, pois, caso contrário, elas serão esquecidas ou escritas de forma incompleta. Após cada acréscimo no texto, é necessário que o autor passe um tempo sem revê-lo, cuidando de outras tarefas.

Retorna-se ao texto escrito à semelhança de um escultor diante de um mármore bruto. A escultura imaginada está contida dentro dessa pedra, porém ela precisa ser trabalhada, dando-lhe forma adequada e retirando o que não faz parte dela. Da mesma maneira, o escritor irá obter o seu texto didático a partir do que já foi escrito desordenadamente, mas já contendo todo o conhecimento necessário. São feitas muitas revisões cuidadosas desse texto, com intervalos entre elas até obter-se o conteúdo desejado, redigido de forma didática, elegante e atraente. Ao revisar o texto, não se pode partir do princípio e que ele está bom, mas de que ele precisa ser melhorado até que o seu autor não consiga mais aperfeiçoá-lo. O mais importante é prestar atenção para que haja uma sequência lógica e de fácil compreensão por parte de quem desconhece totalmente o assunto. Por último, cuida-se da ortografia, para que seja correta sob aspecto linguístico.

Terminada a redação definitiva do texto, ele deve ser entregue a um profissional com conhecimento destacado no tema, para que emita uma opinião crítica sobre esse texto, sugerindo acréscimos e mudanças. O autor precisa considerar positivamente todas as críticas recebidas, como contribuição para o texto ainda melhor e fazer novas revisões. Por último, o texto concluído é entregue a um revisor linguístico para rever a ortografia, depois da qual, o autor faz a revisão final do texto. Esse texto é enviado à editora, onde será revisado tanto sob aspecto técnico quanto ortográfico, com a assistência do autor antes de ser publicado.

5.2 Tipos de textos didáticos

Os textos didáticos podem ser apresentados como matérias de revistas e jornais, para pessoas leigas no assunto ou como artigos de revistas e resenhas científicas, para estudantes e profissionais com conhecimento na área do assunto escrito, porém sem o conhecimento específico sobre determinado tema. Vários aspectos sobre esse tema podem ser compilados em artigos, capítulos de livros ou cartilhas, apostilas, boletins, livros e fascículos especiais de revistas.

Esses textos oferecem contribuições importantes ao conhecimento, mesmo sem trazer em si inovação, que caracteriza os manuscritos científicos. Considerando que os trabalhos científicos são limitados por restrições metodológicas, muitas vezes, seus resultados são questionáveis e precisam ser complementados por outros trabalhos, tornando suas verdades transitórias. Por outro lado, os textos didáticos, fundamentados na revisão de trabalhos científicos confiáveis, escolhidos por profissionais cultos experientes no tema, são mais confiáveis e suas verdades são mais persistentes.

5.3 Características dos textos didáticos reunidos

Os textos didáticos compilados apresentam características comuns, sejam eles, apostilas, cartilhas ou livros. Habitualmente, os textos didáticos reunidos são publicados por editoras, que já possuem uma padronização própria, em geral, similar à utilizada por todas as editoras internacionalmente.

Atualmente, há duas formas de publicação de textos compilados: impressa e digitalizada. Na forma impressa, há os elevados custos da editora com a impressão, considerando papel, tinta, o trabalho de impressão em si, divulgação e venda. Há ainda os custos empresariais com os pagamentos de funcionários especializados e de elevado nível, impostos e outros encargos. Em seguida, há os custos das livrarias, que também são altos em todos os seus aspectos comerciais, aumentando muito o preço dos textos impressos.

Por outro lado, os textos publicados por meio digital possuem um custo muito inferior e sua divulgação é mais rápida, permitindo que o preço dos textos seja reduzido. Por vezes, no preço do livro digitalizado estão inseridos os custos da editora e das livrarias com o livro impresso. Nesse sentido, a tendência da literatura didática é a mesma da científica, que atualmente é feita quase que exclusivamente em forma digital.

5.3.1 Capa

Todo o texto compilado será considerado como livro recoberto por uma capa, em geral de cartolina plastificada dura. Essa capa é dividida em capa anterior, capa posterior e lombada. Em alguns livros, as capas anterior e posterior possuem apêndices, chamados orelhas e que são dobrados sobre si para a parte interna do livro. Nesse caso, a cartolina plastificada da capa é maleável e denominada brochura. A cor da capa é muito variável e, em geral, há um contraste nítido entre a cor de fundo da capa e os escritos, para que sua leitura seja fácil.

A capa anterior contém a identificação do conteúdo do livro, por meio de seu título, geralmente colocado na parte média, porém algumas editoras optam por colocar o título na parte superior da capa. A autoria do livro, seja ela a de quem escreveu o conteúdo ou o compilou, como editor, os textos inter-relacionados, é colocada na parte superior das capas em que o título é posicionado em sua parte média. Já nas capas em que o título está superiormente, os autores são posicionados em sua parte média. Na parte inferior das capas anteriores escreve-se o nome da editora, com sua logomarca. O nome da cidade e país de sua origem podem ser escritos inferiormente. Ainda na parte inferior da capa podem ser incluídos nomes e logomarcas de instituições que patrocinaram a confecção do livro. Algumas capas trazem desenhos, pinturas e fotos como fundo da capa ou entre os textos. Essa inserção artística cabe à editora em comum acordo com os autores.

A capa posterior não é padronizada e é muito variável, de acordo com o livro, até mesmo em uma mesma editora. Essa capa pode ser totalmente vazia, geralmente na mesma padronização de cor ou arte da capa anterior. Ela pode conter apenas o preço ou o código de barras. Algumas capas apresentam a lista com o conteúdo do livro, enquanto outras trazem lista de livros similares da editora, como forma de divulgação. Há ainda a possibilidade de essa capa trazer fotos dos autores e uma pequena biografia, bem como outros livros desses autores.

Quando as capas anterior e posterior possuem orelhas internas, esses apêndices também podem ser utilizados de forma variada, conforme entendimento entre a editora e os autores. Eles podem conter fotografias e biografias dos autores, bem como outros livros desses autores. Há quem prefira escrever um pequeno texto relacionado com o conteúdo do livro, na forma de um segundo prefácio, que pode ser iniciado na orelha anterior e terminado na orelha posterior, ou serem textos independentes entre si.

Na lombada da capa, escreve-se de forma resumida o título do livro, seus autores e o nome da editora ou a sua logomarca. O posicionamento do título e dos autores também é variado entre superior e parte média da lombada. Cabe ressaltar que a lombada deve ser escrita de tal forma que, ao posicionar o livro com a capa anterior para cima, ela possa ser lida.

5.3.2 Título

O título do livro deve ser curto, para uma leitura imediata e que evidencie o seu conteúdo. Na eventualidade de haver a necessidade de esclarecimento, pode ser escrito um subtítulo, que também deve ser muito curto, a menos que se opte por uma lista de subtítulos, que indiquem o conteúdo do livro.

5.3.3 Autoria de texto didático

O texto didático pode ser escrito por um ou mais autores, de acordo com a conveniência de quem decidiu por sua criação. Um profissional com conhecimento amplo e experiência em determinado assunto está capacitado a ensiná-lo por meio do texto didático. Dependendo da envergadura de seu conhecimento e da dimensão do que deseja ensinar, esse texto pode variar desde uma pequena nota em um veículo de informação até uma obra didática com vários volumes grandes. Se esse autor tiver conhecimento e talento suficiente, poderá escrever o texto sozinho. Entretanto, o mais comum é o texto didático ter vários autores pelos seguintes motivos:

- Falta de conhecimento ou experiência suficiente de um único autor em todos os aspectos do tema.

- Conhecimento restrito a apenas parte do tema didático escolhido.
- Falta de talento para escrever.
- Desatualização nos avanços do conhecimento proposto.
- Incapacidade para estruturar a obra.

Cabe ao autor ou editor do projeto didático convidar pessoas que supram as deficiências científicas, didáticas e literárias, para compor uma equipe, com vista à sua efetivação. A ordem da autoria é estabelecida de comum acordo antes de o texto ser redigido, para evitar conflitos, que, por vezes, inviabilizam a sua publicação. Para ser autor de um texto didático, é necessária a contribuição intelectual e quem mais trabalhou para realizá-lo merece prioridade entre os autores.

5.3.3.1 Ordem dos autores

Existem diversos critérios para ordenar a autoria e não há padronização nem normas estabelecidas nesse sentido. Apenas como modelo, podem ser considerados os aspectos seguintes:

- **Trabalho intelectual:** para ser autor de um texto didático, é fundamental a contribuição intelectual voltada para o assunto e sua redação.

- **Editor do texto:** quem teve a ideia do assunto merece prioridade, desde que trabalhe no texto. Há editores de livros e de revistas que têm a ideia do tema e convidam profissionais com experiência para escrever sobre vários aspectos. Esses editores podem participar da redação ou revisão do texto e, nesse caso entrarem também na autoria dos capítulos. Por outro lado, se o editor não participar da redação do texto, ele continuará apenas como editor, sem ser autor.

- **Conhecimento e experiência no assunto:** a experiência e o conhecimento são o fundamento de todo texto didático e quem os detém merece a autoria, ainda mais, se for um profissional consagrado.

- **Atualização da literatura:** essa etapa de todo texto didático é indispensável e quem trabalhou merece autoria. Entretanto, apenas essa tarefa não merece autoria principal, a menos que o profissional participe da redação do texto também.

- **Redação didática:** quem possui o talento de redigir um texto didático tem mérito para ser um dos autores, mesmo que não tenha participado do levantamento da literatura nem tenha experiência no assunto.

Mesmo levando em conta esses aspectos, ressalta-se que o mais importante é o conhecimento e a experiência, seguido por quem mais trabalhou no texto, para estabelecer a autoria principal e a sequência das coautorias. Entretanto, o mais importante é o bom entendimento pessoal entre os autores e editores, independentemente de normas ou interferências externas.

5.4 Estrutura do livro didático

Em geral, os livros didáticos possuem uma estrutura padronizada, que pode ter particularidades, de acordo com os autores, os editores e a própria editora.

5.4.1 "Caderno zero"

As primeiras páginas do livro são introdutórias e conhecidas em alguns locais como "caderno zero", por não fazerem parte da monografia em si, mas trazerem informações relevantes e úteis à sua identificação e leitura de seu conteúdo.

5.4.1.1 Numeração do "caderno zero"

A numeração das páginas dessa parte introdutória é muito variável, de acordo com o padrão da editora e com o entendimento com os autores. Essas páginas podem não conter numeração ou conter numeração em local diferente do restante do texto. Por exemplo, no "caderno zero" a numeração pode ser no meio da parte inferior da página, enquanto no restante do livro, ela ser na parte superior direita. Pode-se optar pela utilização de números romanos no "caderno zero", enquanto o restante do livro é numerado com números arábicos. A numeração pode iniciar na primeira página do "caderno zero" e continuar com o restante do livro e há a possibilidade de haver duas numerações, uma para o "caderno zero" e outra para o texto do livro. Entretanto, é comum que a numeração do livro seja única e inicie na primeira página da folha rosto e se continue com todo o texto até a última página da obra. Em geral, os números são colocados na parte superior direita ou no meio da parte inferior.

5.4.2 Página rosto

Geralmente, a primeira página do "caderno zero" repete a capa anterior em todos os seus aspectos.

5.4.3 Ficha catalográfica

A segunda página contém a ficha catalográfica, que habitualmente é escrita em sua parte média ou inferior dessa página. Ela é de responsabilidade da editora e é obtida com o auxílio bibliotecário. Ela traz todas as características do livro para ele ser inserido nas bases de dados, inclusive as internacionais e em todas as bibliotecas físicas e virtuais.

5.4.4 Homenagens

Na página seguinte, de acordo com decisão dos autores, podem ser incluídas as deferências a pessoas e instituições que não tiveram participação direta no trabalho realizado, como homenagem. Nessa página, os autores incluem, parentes, amigos, professores, colegas, pessoas admiradas, local de trabalho, etc., com ou sem explicação para cada homenagem. Essa parte do texto é personalizada, conforme desejo dos autores, sem norma específica.

5.4.5 Agradecimentos

Na página seguinte, escrevem-se os agradecimentos apenas para pessoas e instituições que de fato contribuíram para a realização do livro, incluindo instituições de fomento. Após o nome pessoal ou da instituição, explica-se o motivo do agradecimento em poucas palavras.

5.4.6 Prefácio

Usualmente, os autores do livro ou, eventualmente, a editora convida uma pessoa destacada intelectualmente e que tenha uma relação de afeto com os autores ou que sobressaia profissional ou socialmente no tema do livro, para escrever o prefácio. Essa pessoa pode ou não estar relacionada com o livro e recebe o manuscrito do livro ou parte dele para estudar e redigir o texto. Há total liberdade para o autor do prefácio escrever, tanto no tamanho quanto em seu conteúdo e forma. Esse autor pode escrever em prosa ou verso sobre o conteúdo do livro, sobre seus autores e tecer considerações cultas sobre o assunto.

5.4.7 Apresentação do livro

Esse tópico é escrito pelos autores do livro ou pelo editor e cabe a eles tecerem comentários relevantes sobre os objetivos do livro, seu histórico e conteúdo. Sendo um livro com muitos capítulos escritos por diversos autores, cabe aos editores que compilaram esses capítulos comentarem também sobre esses autores. Assim como para o prefácio, os autores desta apresentação têm liberdade para escrevê-la na forma e no conteúdo que desejarem, sem limite quanto ao tamanho do texto.

5.4.8 Lista de abreviaturas, siglas e símbolos

Na página seguinte do "caderno zero", insere-se a lista, em ordem alfabética, de todas as abreviaturas, siglas e símbolos utilizados no livro. Essa lista inclui apenas abreviações que não são popularizadas e conhecidas amplamente, como as unidades de medida. Escreve-se um termo por linha, seguido por sua explicação por extenso. Essa lista vem antes dos índices, nos quais pode haver abreviações, símbolos e siglas, que necessitem ser conhecidos para serem compreendidos.

5.4.9 Índices

Na página seguinte, escreve-se o índice geral, no qual são incluídos os títulos de todos os capítulos, tópicos e subtópicos de todo o livro. A redação desses títulos é idêntica à do texto. Os índices de figuras e tabelas, bem como todos os títulos dos apêndices e anexos, também entram nesse índice geral. Após o término da redação dos títulos, mesmo que seja em mais de uma linha, deixa-se um espaço e escreve-se o número da página, na extremidade direita da página, em ordem consecutiva.

O nome correto é índice, originado no latim *index*, que significa indicar. Seu objetivo é indicar o número da página onde o título e seu assunto são encontrados dentro do manuscrito. Esse é o único termo correto para esse indicador, apesar de serem encontradas e aceitas muitas outras palavras.

Conteúdo mostra o que está contido no manuscrito, mas não pressupõe que se deva indicar a página onde inicia.

Lista é uma relação sequencial de palavras, termos, coisas, etc. sem a necessidade de indicar onde são encontradas.

Sumário vem do latim *summarium*, que significa resumo e pode ser utilizado para designar o breviário, súmula, sinopse, etc.

Outros termos mais raramente utilizados, como relação, tabela, assunto etc. também são inadequados.

Dependendo do livro e de decisão dos autores junto com a editora, podem ser inseridos após o índice geral, índices de tabelas e depois de figuras, em ordem consecutiva.

5.4.10 Lista dos autores

Se o livro contiver capítulos escritos por diversos autores, há a necessidade de incluir após os índices a lista de todos os autores e coautores de todos os capítulos. Essa lista é escrita em ordem alfabética. Após o nome completo de cada autor, escrevem-se suas qualificações e títulos, bem como aspectos relevantes de sua biografia, de forma sumarizada em poucas linhas.

5.4.11 Redação do texto didático

Todo texto didático segue uma sequência de raciocínio lógica e de fácil compreensão pelo leitor, de acordo com a intenção dos autores. Considerando que a maior parte dos leitores não conhece o assunto, detalham-se todos os seus aspectos de forma clara, utilizando as palavras exatas, para que não haja dúvidas nem interpretação incorreta. Todos os termos específicos do texto e que não sejam de conhecimento geral são explicados logo em seguida à inserção no texto. Essa explicação pode ser curta ou até necessitar de um parágrafo inteiro. Não importa a dimensão, o mais importante é todos os leitores serem capazes de compreender integralmente o texto didático e adquirir corretamente todo o conhecimento ao qual se propõe.

Ao contrário da redação científica, na qual cada ideia é escrita em um único parágrafo, a redação didática é dividida de forma coerente em vários parágrafos sequenciais menores, do mais simples ao mais complexo, de modo que o leitor perceba melhor todas as particularidades da mesma ideia e apreenda integralmente o conhecimento desejado. Para facilitar a percepção da ideia, subtítulos são utilizados para separar os parágrafos e especificar suas características, com vista a orientar o entendimento do leitor.

5.4.12 Revisão

Assim como foi recomendado no capítulo Aspectos Gerais da Redação Científica deste livro, após terminar a redação didática, os autores farão uma leitura atenta e demorada do texto em voz alta, para perceberem imperfeições e corrigi-las. Convidar outra pessoa, mesmo estranha ao assunto, para escutar a leitura, visando a apontar imperfeições na redação do texto, tornando-o mais compreensível. Tendo em vista que o texto será lido por quem não conhece o assunto, a leitura crítica do trabalho por uma pessoa leiga é recomendável. Quanto mais compreensível for a leitura didática, melhor será co'nsiderada a obra e maior será a sua divulgação por um tempo prolongado.

5.4.13 Tabelas

Há diferenças na confecção das tabelas científicas e didáticas. Na redação científica, as tabelas são essenciais e desejáveis, pois organizam os valores dos dados e permite cálculos estatísticos. Em sua maioria, o conteúdo é numérico, indicando aspectos quantitativos das variáveis estudadas. Essas tabelas permitem que os leitores confiram os dados da pesquisa e podem levar a novas inferências sobre a pesquisa realizada, criando o conhecimento.

Já as tabelas didáticas têm por objetivo organizar as informações para facilitar o raciocínio e o aprendizado do leitor. Na maioria dos casos, elas são constituídas por palavras ou frases que caracterizam o conhecimento a ser transmitido. Os números, quando presentes, não quantificam variáveis, mas se referem ou complementam dados do texto, como porcentagens ou particularidades específicas. Em Medicina, por exemplo, existem critérios que visam facilitar diagnósticos e sugerir prognósticos, colocando valores ou notas em manifestações clínicas e complementares encontradas nos pacientes. A soma desses valores indica a probabilidade de determinada situação e é aceita internacionalmente como guia de condutas.

As tabelas podem também comparar características, estilos, gêneros artísticos e outros aspectos em todas as áreas do conhecimento, conduzindo a uma uniformidade de critérios. Na redação didática, as tabelas não têm de ser necessariamente autoexplicativas, assim como é obrigatório em manuscritos científicos. As tabelas didáticas complementam o texto, no qual são encontradas explicações para as informações tabuladas.

Por outro lado, assim como na linguagem científica, os dados apresentados nas tabelas não são repetidos no texto. Repetições e redundâncias de ideias confundem os leitores e dificultam o aprendizado. Tabelas e textos científicos são evitados na redação didática, a menos que sejam indispensáveis. Nesse caso, tanto os textos quanto as tabelas podem ser modificados para uma forma de apresentação didática, facilitando a sua compreensão.

5.4.13.1 Características das tabelas

Todas as tabelas precisam ter um título na parte superior e, se necessário, uma legenda explicativa na parte inferior. A ordem numérica das tabelas é de acordo com a sua sequência de entrada no manuscrito. Se for um texto único, a sequência numérica também será única. Por outro lado, se for uma obra composta por capítulos independentes entre si, as tabelas de cada um deles terão numeração consecutiva própria, de acordo com a sua entrada no capítulo.

As tabelas científicas não possuem linhas separando o conteúdo, enquanto nas tabelas didáticas as linhas divisórias são permitidas, bem como palavras escritas de forma diferente das demais, para destacar alguma particularidade. Cabe aos autores definirem as características das tabelas visando à melhor forma didática de transmissão do conhecimento.

As tabelas são sempre localizadas junto do texto ao qual elas se referem, sem cortar uma frase ou parágrafo, pois interrompe a atenção na leitura e o raciocínio sobre o tema.

Tabelas podem ficar juntas ou separadas no texto, de acordo com a necessidade didática, para facilitar a compreensão, e não por motivos editoriais, como ocorre em artigos científicos. A mesma tabela pode ser repetida em capítulos diferentes do livro, tendo em vista a independência de cada capítulo dos demais. O leitor precisa ter a facilidade de encontrar a tabela próximo de onde foi referida no texto, para evitar que ele tenha de interromper a leitura, para buscar a tabela longe de onde foi citada, dificultando o aprendizado.

5.4.14 Ilustrações

As ilustrações são fundamentais no livro didático. A frase "uma imagem vale mais que mil palavras" atribuída, de forma incerta, ao pensador e grande professor chinês Confúcio (século V a.C.) e popularizada por Barnard (1922-2001) resume a importância das ilustrações didáticas. Considerando que o leitor dos textos didáticos desconhece o assunto e deseja aprendê-lo, torna-se difícil para ele visualizar determinados conceitos e explicações apenas pelo texto. Por falta de experiência no assunto, suas interpretações da leitura podem ser incorretas. Assim, a ilustração esclarece facilmente o tema e poupa o leitor de tentar compreender descrições, por vezes, longas e prolixas.

Há uma proporção inversa entre o tamanho da parte escrita e o número de ilustrações, pois as imagens reduzem a necessidade de narrativa detalhada. A relevância das figuras é evidenciada nos diversos atlas, presentes em todas as áreas do conhecimento. Esses livros são produzidos quase que exclusivamente por ilustrações, com poucos e pequenos textos explicativos, apenas para orientar a visão do leitor e ressaltar o conhecimento existente dentro de cada imagem.

Além de ser esclarecedora, a figura torna o manuscrito mais atraente, facilitando sua leitura e compreensão. Entretanto, cada figura precisa ter um tamanho adequado e ser inserida de forma apropriada para não interromper a leitura e, consequentemente, o raciocínio do leitor. Imagens muito grandes interrompem o fluxo da leitura, obrigando o leitor a retornar ao texto antes da figura e segui-lo após a figura. Por outro lado, figuras muito pequenas são inúteis, pois o leitor não compreenderá o seu conteúdo, nem verá seus detalhes, que podem ser importantes.

5.4.14.1 Características das figuras

Assim como as tabelas, as imagens não devem ser inseridas no meio de uma frase ou de um parágrafo, pois obrigará o leitor a ler o texto várias vezes até compreendê-lo. O melhor local para inserir uma figura é após o parágrafo cujo texto refere-se a ela. O leitor adquire o conhecimento no texto e, em seguida, compara a sua compreensão com a realidade apresentada na ilustração. No parágrafo seguinte à figura, o texto pode ressaltar detalhes relevantes da figura e acrescentar novos conhecimentos com base nela.

Há vários tipos de ilustrações e caberá ao autor decidir pelo tipo de figura mais apropriado. A imagem mais utilizada nos textos didáticos é o desenho, que esquematiza o que se deseja exprimir e deve ser feito por uma pessoa com talento artístico, sob a orientação do autor, caso o próprio autor não tenha talento gráfico.

Todos os desenhos precisam ser simples e de fácil compreensão. Não cabe em um livro didático ilustrações muito elaboradas, como obras de arte belas, mas que desviam o leitor do objetivo de compreender o assunto e não de apreciar a pintura, a menos que ela seja o foco do texto. Ilustrações muito complexas são de difícil compreensão e, se for necessário, elas serão subdivididas em várias figuras separadas, que podem ser reunidas em um painel, compondo um conjunto.

Cada imagem ou conjunto de imagens possui um número, de acordo com a sequência de sua entrada no texto. Após o número, escreve-se o título abaixo da figura, explicando seu conteúdo. Se for um texto único, a sequência numérica também será única. Por outro lado, se for um livro composto por capítulos independentes entre si, as ilustrações de cada capítulo terão uma numeração sequencial própria do capítulo, sem relação com os demais capítulos.

Não é necessário que a figura seja autoexplicativa, assim como é obrigatório no texto científico. O mais importante na redação didática é que a imagem seja bem compreendida e auxilie no entendimento do texto. O título da figura orienta o leitor sobre o que ela representa.

Para melhorar a compreensão da ilustração, além do título, inclui-se legenda que a explique em detalhes. As legendas podem ser colocadas em dois locais, abaixo do título, inferiormente à figura ou dentro da figura, com palavras ou textos curtos escritos junto ou dentro do que se deseja ressaltar. Sinais, como setas, asteriscos, linhas, círculos, pontos e outros desenhos que apontam para ou delimitam partes das figuras auxiliam em sua compreensão. Cada sinal auxiliar deve ser explicado no título ou na legenda abaixo do título.

Assim como as tabelas, as figuras, mesmo sendo painéis, são inseridas em sua totalidade, incluindo título e legenda em uma única página.

5.4.15 Legendas e sinais indicativos

Tanto as figuras quanto as legendas podem ser em preto e branco ou coloridas, de acordo com decisões dos autores. Entretanto, é indicado que as legendas não sejam multicoloridas, com risco de interpretação como falta de seriedade dos autores.

No caso de painéis com várias figuras, cada uma delas será designada por uma letra maiúscula escrita sempre no mesmo ângulo, seja ele superior ou inferior, direito ou esquerdo, fora ou dentro da figura. Se essa identificação estiver dentro da figura, terá que ser facilmente legível, contrastando com a tonalidade da foto ou do desenho.

Assim como as tabelas, as figuras, mesmo sendo painéis, devem ser inseridas em sua totalidade, incluindo título e legenda em uma única página. Segue uma ilustração como exemplo. As abreviaturas dessa figura estão escritas em inglês, para manter o padrão internacional, mesmo sendo em um livro didático.

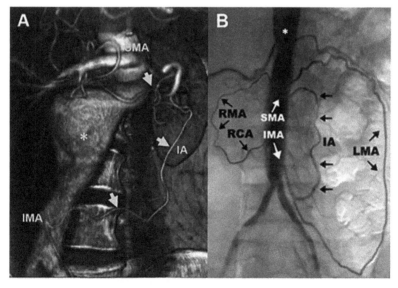

Figura 1 – Duas imagens angiográficas diferentes de artérias abdominais.
A – Angiotomografia mostra a artéria intermesentérica (IA) (setas), a artéria mesentérica superior (SMA) e a artéria mesentérica inferior (IMA).
B – Angiografia de subtração digital, indicando a IA (4 setas) originária da SMA (seta) e inserindo na IMA (seta). Observar a artéria marginal direita (RMA) (2 setas) com origem na artéria cólica direita (RCA) e a artéria marginal esquerda (LMA) (2 setas), que tem origem na IMA.

Observa-se que essa imagem é autoexplicativa, mesmo estando dentro de um livro didático. Vendo as duas fotos com as legendas e lendo o título da imagem, compreende-se perfeitamente a intenção do autor ao inseri-las, mesmo sem ter conhecimento prévio específico do tema. No texto, haverá mais informações sobre assunto que esse painel ilustra, porém sem a necessidade de mais explicações sobre ele. Por outro lado, essas fotos trazem informações que seriam difíceis de serem compreendidas apenas com o texto.

A identificação das duas fotos é feita com letras maiúsculas inseridas dentro das fotos, em sua parte superior esquerda, mantendo a uniformidade de apresentação. Optou-se pela cor branca, para contrastar com ambos os fundos, que nessa localização são escuros.

As legendas de ambas as fotos estão explicadas dentro do título, fazendo parte de seu texto e facilitando assim sua compreensão. Tanto as abreviaturas, quanto as setas e os asteriscos são bem compreendidos ao ler o título. Ressalta-se que tanto os asteriscos quanto as abreviaturas indicam exatamente as mesmas estruturas em ambas as fotos. As estruturas apontadas pelas setas são facilmente identificáveis tanto pelas explicações do título, quanto pelas abreviaturas na própria figura.

As legendas da foto colorida são todas apenas em verde-claro para serem visíveis em todas as localizações da foto. Se tivesse sido optado por branco ou preto ou outra cor, não haveria a facilidade em sua identificação, obrigando à utilização de mais cores e tornando as legendas multicoloridas, tirando a atenção da ilustração em si. Já na foto em preto e branco, as únicas opções são o branco sobre o fundo preto e o preto sobre o fundo branco.

Recomenda-se a leitura do tópico Figuras dos capítulos Projeto Científico e Artigo Científico.

5.5 Tradução do livro didático

Ao contrário do texto científico, que é de regra escrito em inglês, o texto didático é mais facilmente compreendido no idioma dominante do leitor. Aprender em um idioma de pleno conhecimento facilita o raciocínio, que não é interrompido por falta de compreensão de determinada palavra ou expressão idiomática. O mais importante é o leitor entender corretamente a intenção do autor ao escrever o texto.

Considerando as restrições que idiomas estrangeiros trazem para a maior parte dos leitores, as obras didáticas mais relevantes são traduzidas para os idiomas dos países onde há grande procura por elas. Os autores dos bons livros didáticos e de seus capítulos são profissionais com grande conhecimento e experiência no assunto sobre o qual escrevem. Entretanto, as traduções são feitas por pessoas sem a mesma proficiência no tema e, muitas vezes, nem mesmo na área do conhecimento na qual o livro se encontra. Os tradutores dominam relativamente bem os dois idiomas, o original do texto e o da versão, porém muitos termos específicos da linguagem técnica e até do assunto em si podem ter interpretação incorreta por parte de uma pessoa leiga e mudar totalmente o sentido do escrito original.

Raramente, um profissional destacado em determinada matéria torna-se tradutor de um texto didático. Em geral, os tradutores são estudantes, professores e profissionais por vezes de outras áreas do conhecimento e que tenham estudado ou vivido em um país onde se fala o idioma original do texto. O melhor seria o leitor ter conhecimento suficiente e ler o livro em seu original.

Enquanto a redação científica é simples, objetiva e pouco atraente sob aspecto literário, a redação didática precisa tornar a leitura agradável e ser de fácil compreensão, para que o aprendizado ocorra com satisfação. Os bons escritores de livros didáticos conseguem esse intento em seu idioma original, porém os tradutores nem sempre possuem o mesmo talento e um livro bem escrito em seu original pode tornar-se pouco didático e até desagradável em sua tradução.

Há ainda a possibilidade de o tradutor, que conheça o assunto, não concordar com o autor original e decidir por si mudar intencionalmente o texto original para uma versão adequada à sua opinião pessoal. Essa mudança pode até ser benéfica quando houver fundamento científico bem estabelecido, porém, não cabe ao tradutor essa decisão.

Seria recomendável o editor do livro rever cuidadosamente toda a tradução feita e conferir se a tradução corresponde ao original. Contudo, raramente os editores possuem tal capacidade linguística, cultura no assunto ou disponibilidade de tempo suficiente para dedicarem-se a todos os livros editados por eles. Outra possibilidade mais desejável seria a de os próprios autores originais reverem a tradução, quando tiverem conhecimento suficiente em ambos os idiomas.

Portanto, os textos traduzidos precisam ser lidos com cuidado para que não se adquira um conhecimento errado, devido a uma má tradução. Tendo em vista que os textos didáticos são lidos por quem não domina o tema, não é possível para esses leitores terem uma visão crítica dos textos que estão estudando. Esse papel poderia ser exercido por professores e profissionais experientes, porém eles raramente possuem interesse em conhecer o conteúdo dos livros didáticos traduzidos. Em geral, os livros são indicados por seu valor na versão original, geralmente o inglês.

Conflitos podem ocorrer entre o que é ensinado em aula e o que está escrito em livros traduzidos inadequadamente. Outra situação desagradável é a de provas e concursos, quando os editais divulgam livros originais para serem consultados, mas os candidatos estudam em suas versões traduzidas, por vezes com conteúdo diferente do original.

Há ainda a possibilidade de conceitos decorrentes de aspectos epidemiológicos regionais de onde os livros foram escritos serem diferentes da realidade em outros países para os quais os livros foram traduzidos. Essa inconsistência gera reclamações e até processos judiciais, que podem invalidar uma questão, uma prova e até um concurso, com grandes prejuízos pessoais, profissionais e financeiros.

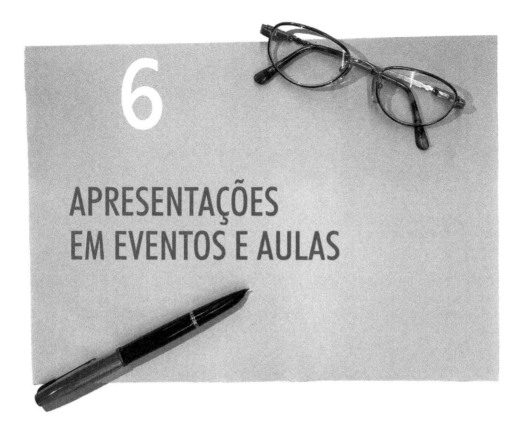

6
APRESENTAÇÕES EM EVENTOS E AULAS

Todas as apresentações, tanto científicas quanto didáticas, são, na realidade, representações artísticas de um conhecimento que se deseja transmitir. Assim como em todas as artes, há o objetivo intrínseco de a apresentação atrair o interesse do público ao qual se destina para o tema a ser exposto e para si próprio.

6.1 Preparação

Toda a apresentação precisa ser preparada com cuidado e ser realizada com elegância e respeito pelo público. O preparo de uma apresentação inclui o estudo atualizado da literatura sobre o tema no geral e, com muita atenção e profundidade nos detalhes da parte específica que será apresentada.

Os recursos audiovisuais a serem utilizados para complementar a apresentação precisam ser facilmente encontrados em todos os locais de eventos, para evitar que o recurso para o qual foi preparada a apresentação esteja ocupado ou com defeito e não possa ser reparado ou substituído, prejudicando a apresentação. Tendo em vista que, em geral, a apresentação necessita ser computadorizada, é preferível gravar os recursos audiovisuais em uma versão mais antiga, que certamente estará presente no computador que fará sua transmissão. As gravações nas versões mais atualizadas podem não ser decodificadas por computadores mais antigos.

Todos os detalhes da apresentação audiovisual devem ser revisados, com especial atenção na parte gramatical. Recomenda-se uma revisão cuidadosa do texto por um linguista, se o apresentador não tiver pleno domínio ortográfico. As ilustrações precisam ser nítidas e sem manchas ou artefatos que não façam parte do que se deseja ilustrar. Cabe ao apresentador comparecer ao local onde será a palestra com antecedência e conferir detalhadamente cada aspecto de seus recursos audiovisuais. Não são raras as desconfigurações dos textos ao haver mudança de computador e que precisarão ser corrigidas. O apresentador tem de estar adequadamente trajado, de acordo com o local, o evento e a expectativa da audiência e comportar-se com respeito e simplicidade.

6.1.1 Características da apresentação

Na apresentação falada, a voz é alta e pausada o suficiente para que a audiência consiga escutar cada palavra em parte e ter tempo para raciocinar e compreender o conhecimento que está sendo transmitido. Conhecimento novo é inserido dentro de um tema já conhecido pelo público, para haver o aprendizado. A exposição de vários conceitos novos em sequência torna a apresentação inútil, a menos que a assistência copie, fotografe e grave o que está sendo falado, para posterior estudo. O cérebro necessita de tempo e adaptação, para cada conhecimento novo ser incorporado. Portanto, a quantidade e a profundidade de informações transmitidas têm de estar em acordo com o nível intelectual e de conhecimento da audiência.

A perfeita compreensão do tema ocorre em uma exposição natural, seguindo uma sequência lógica de raciocínio, seja em ordem cronológica, ou do geral para o específico, ou do genérico para o detalhado, etc., mantendo a atenção da audiência no assunto. Excesso de divagações e falas em reveses distraem o público, que perde o foco no tema e não consegue compreendê-lo.

O início da apresentação é um momento tenso, por esse motivo, o palestrante deve encontrar um meio de cativar a plateia e descontrair o relacionamento com ela. Ele pode contar um fato corriqueiro ou fazer uma piada neutra e sem conotação agressiva alguma, mas que conduzam ao assunto a ser apresentado. O público tende a refletir o estado emocional de quem está à sua frente, assim, a fala precisa tender à leveza, alegria e simpatia para com os ouvintes.

Independentemente do tema e da qualidade do apresentador, após cerca de 20 minutos, a apresentação torna-se cansativa e requer algum tipo de interrupção por parte do apresentador. Pode ser contada uma piada neutra ou algum fato fora do contexto, mas relacionado com o tema e até mesmo fora do foco da apresentação. Essa interrupção é rápida, não ultrapassando 2 minutos. Se a palestra for longa, o que não é desejável, novas interrupções de descanso ocorrem a cada cerca de 10 minutos, para manter a atenção do público. No final da apresentação, em menos de 1 minuto, o palestrante deve encontrar uma maneira de deixar na plateia uma impressão simpática e de afeto pelo público. Lembrar que o público está honrando a quem apresenta ao comparecer para assisti-lo. Mesmo que o assunto seja de grande interesse, a plateia está, de fato, prestigiando os palestrantes. Cabe ressaltar que é inadmissível ao apresentador:

- comparecer com postura e trajes inadequados ao local e ao público presente à palestra;

- utilizar termos, gestos, ou ilustrações vulgares e de alguma forma agressivos durante a apresentação do tema e nos relatos das interrupções de descanso;

- fazer piadas ou contar casos que, de alguma forma, sejam depreciativos aos presentes e mesmo a quem não esteja na plateia;

- revelar preferências pessoais políticas, religiosas, esportivas, sexuais e outras, que se contraponha a alguém ou a algum grupo presente ou ausente da plateia;

- desviar o assunto da apresentação para outros temas não propostos e que não estejam nos objetivos da apresentação;

- autopromover-se ou à sua instituição de origem com finalidade comercial;

- revelar segredos e violar o sigilo profissional;

- ser deselegante na fala ou no comportamento com a plateia ou com alguma pessoa presente.

As pessoas com talento para apresentarem-se em público o fazem naturalmente de maneira agradável. Entretanto, há quem tenha dificuldade para expor um tema mesmo individualmente. Nesse caso, há a necessidade de a pessoa procurar o auxílio profissional, para aprender postura e dicção. Se houver bloqueio mental ou timidez excessiva frente a uma plateia, cabe o auxílio psicológico e treinamento suficiente até conseguir que a exposição seja natural.

Todas as palestras foram iniciadas com agradecimento verbal a quem as tornou possíveis e, principalmente, a quem convidou e patrocinou a presença do apresentador. Agradece-se também ao público por seu comparecimento e exprime-se a satisfação pessoal por essa honraria. Ao final da apresentação, agradece-se novamente ao público, pela honra recebida. Há palestrantes que incluem o agradecimento como um último diapositivo, sem uma fala correspondente. Essa atitude é deselegante, pois, se houve uma conversa com o público durante toda a palestra, ela deve continuar até o agradecimento final e não deixar esse gesto de boa educação a cargo de um diapositivo, totalmente dispensável.

6.1.2 Dispositivos auxiliares da apresentação

São raras as pessoas com talento e carisma suficientes para manter a atenção de uma plateia durante toda a apresentação, somente com a sua postura e fala, mesmo que o assunto seja de interesse. Os palestrantes organizam suas ideias em uma sequência lógica e agradavelmente didática. Nesse sentido, dispositivos são úteis para manter o fluxo natural da apresentação, sem esquecer parte do que se deseja comunicar. Entretanto, a maior contribuição dos recursos audiovisuais auxiliares está nas ilustrações, incluindo fotos, desenhos e filmes, que esclareçam aspectos difíceis de serem compreendidos corretamente apenas com o discurso.

O centro de todas as exposições é o palestrante, portanto, há de se ter o cuidado ao utilizar métodos audiovisuais auxiliares para que eles não desviem a atenção do público, colocando o apresentador em segundo plano. O apresentador deve desempenhar o papel principal durante todo o seu tempo da palestra, fazendo com que o público compreenda corretamente todas as informações e mensagens transmitidas.

6.1.2.1 Filmes

Os filmes são utilizados para esclarecer e complementar aspectos que não são perfeitamente compreendidos apenas pelo discurso do apresentador. A duração do filme é variável, de acordo com a necessidade, porém ele deve restringir-se ao mínimo necessário para alcançar o seu objetivo. Aspectos do filme já bem conhecidos ou que não sejam seu foco principal são suprimidos durante sua edição. O filme precisa ser editado profissionalmente para as imagens serem nítidas e facilmente visíveis por todos, independentemente do tamanho da plateia. Evitar recursos gráficos supérfluos, que tirem a seriedade da apresentação, distraia o público e desvie sua atenção do propósito do filme e, consequentemente, da palestra. Filmes com recursos burlescos, apesar de tornarem a apresentação mais divertida, reduzem a importância do tema e deixam uma impressão duvidosa sobre a seriedade do apresentador, além de dificultarem a compreensão do que se deseja transmitir.

O filme em si pode até ser originariamente falado, entretanto, para sua apresentação em uma palestra, o som deve ser suprimido, cabendo ao apresentador o relato do que está sendo mostrado. A presença atuante do palestrante durante todo o filme é fundamental para evitar que o filme se torne foco principal da apresentação. Os filmes apresentados durante uma aula ou palestra fazem parte dela, portanto, não devem conter título nem autoria, a menos que esse seja o propósito da apresentação.

6.1.3 Slides

Os *slides*, atualmente apresentados por meio de projetores multimídia computadorizados, continuam sendo os dispositivos auxiliares mais utilizados em palestras e aulas. Sua maior vantagem para o apresentador é a organização que oferecem durante a exposição. Para a plateia, os *slides* mantêm o foco na apresentação, enfatizando suas ilustrações. Os *slides* podem ser capturados ou reproduzidos pelo público para um estudo mais aprofundado posteriormente. Assim como os filmes, é crucial que os slides sejam elaborados profissionalmente, de forma nítida, para garantir uma fácil visualização por toda a plateia. Todos os detalhes de cada slide precisam ser relevantes. Elementos como desenhos, ornamentos artísticos e outros detalhes que não contribuem diretamente para a informação em si são eliminados, a fim de não distrair a audiência do foco da apresentação.

É responsabilidade do apresentador determinar a quantidade de slides necessária para a sua apresentação, ressaltando que a atenção da audiência para o palestrante é inversamente proporcional ao número de slides exibidos. Assim, quanto menor o número de *slides*, maior será a atenção do público tanto no apresentador quanto em cada slide. Um inconveniente de ter muitos *slides* é a possibilidade de o apresentador exceder o tempo concedido ou se ver obrigado a apressar a sua fala, o que dificulta a compreensão do público e pode resultar em uma palestra malsucedida. Em média, cada *slide* é apresentado em aproximadamente 1 minuto, porém esse tempo não deve ser considerado como um padrão obrigatório.

Os *slides* podem contribuir para uma boa apresentação ou dificultar e até prejudicar o palestrante. A seguir são apresentados alguns aspectos relevantes que precisam ser considerados na criação dos *slides*.

6.1.3.1 Padronização

Durante uma apresentação, é fundamental que todos os *slides* sigam um único padrão. Tanto a estrutura do texto quanto das figuras devem ser uniformes, utilizando o mesmo tipo de letra. As cores de fundo e do texto devem ser consistentes em todos os *slides*. O fundo dos *slides* deve ser simples, uma cor sólida, sem padrões, imagens ou detalhes que prejudiquem a leitura.

Quanto mais simples a estrutura do *slide*, mais fácil será a leitura e maior será a impressão de seriedade transmitida pelo apresentador. Molduras desnecessárias, como jogos de cores, sombras, desenhos ou detalhes gráficos artísticos, podem distrair a plateia e desviar a atenção do tema principal. As transições entre os *slides* também devem ser simples. Efeitos em 3D ou formas exóticas de mudança entre *slides* podem parecer excessivos e ser mal interpretados por um público mais sério. O foco do apresentador deve ser manter a atenção da audiência no tema durante toda a apresentação. No entanto, se a apresentação for artisticamente orientada, todos os recursos artísticos podem ser aceitáveis e até mesmo recomendados.

"*Slides* de descanso" podem ser inseridos durante a apresentação, apresentando conteúdo relacionado ao tema, mas que momentaneamente distraia a audiência e alivie a tensão de um foco prolongado no assunto. Esses *slides* podem conter imagens ligeiras sobre algum aspecto da apresentação. No entanto, é crucial evitar conteúdo vulgar, de mau gosto ou que possa ser ofensivo para parte do público. É imperativo não incluir críticas sobre características pessoais, institucionais ou regionais. Conotações religiosas, políticas, sexuais, étnicas ou preferências esportivas são inadequadas em qualquer *slide*, a menos que sejam o foco específico da palestra.

6.1.4 Título

O primeiro *slide* contém o título da apresentação, que é breve e compreende a informação mais relevante para atrair o interesse do público. Esse título é escrito em todas as letras maiúsculas e em dimensões maiores do que o restante do texto nos slides. É centralizado na página, com espaçamento generoso entre as linhas e dois espaços entre as palavras para preencher a maior parte do *slide*.

O nome do apresentador, da sua equipe e da instituição de origem não são essenciais, mas podem ser incluídos abaixo do título em fonte menor, com apenas as primeiras letras em maiúsculas. Caso haja outras informações no *slide*, o título é posicionado no terço superior e as demais informações ocupam os dois terços inferiores. *Slides* com informações detalhadas sobre os autores e a instituição caracterizam apresentações mais informais. Em aulas e palestras, o título é apresentado sozinho, presumindo-se que a plateia já tenha conhecimento das demais informações.

Fotos relacionadas ao tema da apresentação ou da instituição de origem do apresentador podem ser inclusas de maneira simétrica no *slide*. No entanto, é fundamental que essas ilustrações acessórias não ocultem o título principal da apresentação.

6.1.5 Apresentando a si próprio

A inclusão de graus, títulos e aspectos biográficos do apresentador em *slide* inicial da exposição é inadequado e é visto como autopromoção comercial pela plateia, não sendo esse o objetivo da exposição. O palestrante destaca-se pela qualidade e conteúdo do que é mostrado em seu trabalho e não em seu nome. Em geral, a plateia sabe quem é o apresentador e, caso o desconheça, se a exposição for muito boa, ele será procurado pelo público após a palestra para contatos profissionais. Informações pessoais e profissionais sobre o apresentador são obtidos com facilidade por meios eletrônicos. As pessoas revelam-se em seus produtos, não em suas posses, incluindo nomes, cargos, títulos, etc.

6.1.6 Emblemas

Emblemas, escudos e bandeiras de instituições, estados e até de países são colocados frequentemente na parte superior dos títulos de filmes, *slides* e cartazes. Apesar de essa inclusão ser aceita, ela é legalmente incorreta, pois significa que essa apresentação representa a entidade configurada no emblema. Considerando que a maior parte das apresentações é individual ou refere-se a um grupo profissional restrito, não há autorização para o palestrante representar sua instituição ou até o país por intermédio da palestra.

Qualquer emblema somente pode ser incluído legalmente em uma apresentação se houver autorização escrita e assinada pela autoridade máxima da entidade ou seu representante legal. Adaptar qualquer emblema na confecção de um desenho ou transformá-lo em outro emblema, ou utilizá-lo de forma jocosa, também é ilegal e moralmente inadequado. Portanto, o correto é evitar a inclusão de qualquer símbolo que não esteja diretamente relacionado ao conteúdo da apresentação.

6.1.7 Texto escrito e espaço

Os textos dos *slides* precisam ser curtos com poucas palavras por linha e nunca ultrapassarem dez linhas por diapositivo, incluindo títulos, legendas etc. Para maior clareza, todas as letras podem ser escritas em negrito, em letras simples, como a Times New Roman e a Arial, por exemplo. Letras rebuscadas e caligráficas, apesar de bonitas, são de difícil leitura e desviam a atenção do assunto. Para melhor leitura, deve haver contraste nítido entre as cores do fundo do diapositivo e as das letras.

O texto precisa preencher completamente o *slide*, evitando grandes espaços vazios. Quando houver tabelas e figuras, elas também precisam ter dimensões suficientes para preencherem todo o *slide* e serem lidas com facilidade até por quem estiver distante. As únicas partes vazias dos *slides* são suas margens, que são aproximadamente do tamanho dos espaços entre as linhas, sendo a margem inferior pouco maior. O conteúdo do diapositivo deve ser distribuído esteticamente de forma equilibrada, evitando que uma parte seja vazia enquanto outra sobrecarregada com texto e imagem.

6.1.8 Cores e tonalidades

Cabe ao apresentador a escolha da tonalidade do fundo e das letras para haver contraste. Não ultrapassar quatro cores diferentes, incluindo a do fundo do *slide*. Se estes forem multicoloridos, eles distraírão o público e reduzirão a seriedade da apresentação.

Se o fundo for branco, as letras podem ser pretas, ou coloridas em tonalidade escura, como o azul, verde ou vermelho. Amarelo, laranja, cinza ou outras tonalidades claras não são visíveis sobre fundos claros. Se o fundo for preto ou com tonalidade escura de azul, verde ou vermelho, podem ser utilizadas letras claras, como o branco, amarelo e laranja, tendo-se o cuidado para o contraste ser esteticamente adequado. Evitar tonalidades intermediárias de fundo, como azul claro, verde claro, cinza, laranja, rosa, lilás etc. pela dificuldade de se obter contraste adequado com a cor das letras, dificultando sua leitura. Todos os diapositivos deverão ter a mesma tonalidade de fundo e as letras do texto terem as mesmas cores, até, no máximo, três cores, para não criar um arco-íris dentro do diapositivo.

A utilização de mais de uma cor de letra dentro do diapositivo precisa ter um motivo específico, para diferenciar os títulos do restante do texto ou para ressaltar uma parte relevante do diapositivo.

As cores das letras do diapositivo devem combinar entre si esteticamente e destacarem-se da cor do fundo, sem ultrapassar três cores de letras em todo o diapositivo.

6.1.9 Títulos

Para facilitar o entendimento da apresentação, cada *slide* poderá ter um título curto referente à ideia a ser exposta em seu conteúdo. As palavras serão escritas em negrito e separadas entre si por dois espaços, para facilitar a leitura. Colocar todas as palavras em itálico torna o escrito mais suave. Esse título será padronizado a partir do primeiro diapositivo com o título da palestra. O título de cada *slide* é escrito na parte média superior. A cor da letra de todos os títulos será a mesma desde o início, para manter o padrão dos *slides*. Essa cor deverá contrastar com a tonalidade de fundo do *slides*, para se destacar e ser de fácil leitura. Todas as cores do diapositivo precisam harmonizar-se de forma elegante.

6.1.10 Conteúdo

Cada *slide* contém apenas uma ideia. Se o conteúdo da ideia for grande e exceder dez linhas, ele será dividido em múltiplos diapositivos com poucas linhas cada um e, consequentemente, com letras maiores e de mais fácil leitura pelo público. Em cada *slide* será colocada uma parte da ideia, de forma completa e mantendo o título em todos os *slides* relacionados com a mesma ideia.

Evitar listar aspectos de um mesmo assunto em uma única linha, separados por vírgulas. Todas as listas serão escritas formando colunas com poucas palavras por linha. Cada coluna será abrangida por uma linha ou chave em sua parte esquerda e poderá conter um título escrito no meio e à esquerda dessa linha ou chave. O tamanho das letras dos títulos inseridos no *slide* é pouco maior do que o restante de seu conteúdo, podendo ser utilizadas letras maiúsculas assim como no título superior do diapositivo.

As palavras do texto podem ser escritas todas em negrito e utilizando as letras em itálico para que sejam lidas com facilidade e trazer suavidade à leitura. Letras maiúsculas são utilizadas para iniciar frases, nomes ou palavras isoladas, o restante será escrito com letras minúsculas. Separar as palavras entre si por dois espaços e separar as palavras de sinais, como vírgula, ponto, traço, etc. com um espaço, para que cada palavra possa ser lida facilmente, mesmo a distância.

Utilizar a maior letra possível para escrever o texto, tendo em vista que todas as letras do conteúdo sejam de mesmo tamanho no *slide* e que cada aspecto desse conteúdo caiba em apenas uma linha. Utilizar o menor número de palavras possível em cada linha, mantendo apenas o necessário para expressar a ideia, sem adjetivos nem complementos desnecessários e que poderão ser falados pelo palestrante em sua apresentação, se forem importantes.

Se houver mais frases no *slide*, cada uma delas será iniciada em uma linha diferente e, se possível, escrever todo seu conteúdo em uma única linha. O espaço entre as linhas será o maior possível para preencher todo o espaço do diapositivo, deixando livres apenas as suas margens e facilitando a leitura a distância.

6.1.11 Referências bibliográficas

Em textos científicos e didáticos, é fundamental que as referências bibliográficas sejam completas, permitindo que os leitores as encontrem e pesquisem. Contudo, incluir referências na parte inferior dos *slides* e escrevê-las com letras pequenas é inútil, já que ocupam espaço, não são legíveis e geralmente não despertam interesse. Todas as apresentações são fundamentadas em conhecimentos provenientes da literatura, além da experiência pessoal do apresentador. Referenciar a autoria a cada frase mencionada torna-se cansativo. Aqueles que se interessarem pelas referências de alguma parte da apresentação podem obtê-las durante um debate, se houver, ou após a apresentação, em uma conversa com o apresentador.

Referências destacadas serão apresentadas pelo nome de seu autor e, eventualmente até a sua foto dentro do diapositivo. Nesse caso, a sua contribuição será escrita conforme o original. Dependendo do assunto, poderão ser incluídas várias referências, todas da mesma maneira. A sua redação estará no corpo do diapositivo e legível para toda a plateia, sem dificuldade. Segue um exemplo de referências destacadas (Figura 1).

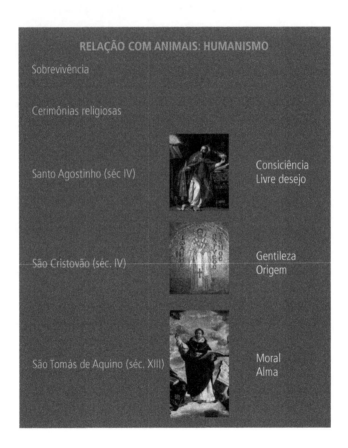

Figura 1

Observa-se na Figura 1 que o fundo do *slide* é simples, com cor escura, sendo utilizado a mesma cor de fundo em todos os *slides* da apresentação. As letras são claras e facilmente legíveis sobre esse fundo, em negrito e itálico, separadas entre si por dois espaços e de outros sinais, por um espaço. O diapositivo possui um título curto que expõe a ideia e é escrito com letras maiúsculas, utilizando a mesma cor de letra do título da apresentação e dos demais títulos de *slides*. Utilizaram-se apenas três cores de letras, uma para o título e duas para seu conteúdo. As linhas contêm poucas palavras, suficientes para sua compreensão completa, pois o apresentador explicará cada uma delas durante a sua exposição. Lista de ideias são colocadas em colunas abrangidas por uma chave em forma de linha. As linhas são da mesma cor, para não exagerar no número de cores. As referências estão citadas por nome, data e ilustração. O total de linhas do *slide* é inferior a dez e a continuação deste diapositivo segue no *slide* seguinte, com o mesmo título.

6.1.12 Tabelas

Enquanto as tabelas são recursos auxiliares fundamentais nos textos científicos, permitindo a organização clara, compreensível e verificável dos dados, elas não são tão adequadas em apresentações. Tabelas com poucos dados podem ser substituídas por texto, facilitando a compreensão ao serem agrupadas. Por outro lado, tabelas extensas não são legíveis para o público e tendem a desinteressar, já que somente o apresentador pode ler o conteúdo, e, dependendo do tamanho das letras, até ele pode ter dificuldade. Dessa forma, ao invés de auxiliarem na apresentação, as tabelas costumam dificultar, tornando-se inúteis ou até prejudiciais. Uma tabela extensa pode ser brevemente exibida apenas para revelar a grande quantidade de dados disponíveis ao apresentador.

A melhor forma de apresentar dados é por meio de gráficos. Portanto, as tabelas são convertidas em gráficos ou eliminadas. A Figura 2 foi derivada de uma tabela extensa que continha dados sobre a precisão de exames de imagem para apendicite aguda. Percebe-se a clareza proporcionada pela formatação do texto e dos dados, destacados em negrito, com palavras separadas entre si por dois espaços, facilitando a visualização.

O fundo do *slide* mantém o padrão de cor azul escura simples. Para diferenciar os quatro tipos de imagens em cada cálculo, elas foram atribuídas a cores específicas. Cada exame utiliza a mesma cor nos quatro grupos, o que facilita a compreensão. As cores dos grupos, do título e do texto da legenda são facilmente legíveis sobre o fundo escuro. Apesar de haver várias combinações de cores, elas foram harmonizadas esteticamente, sem o risco de confusão entre elas (Figura 2).

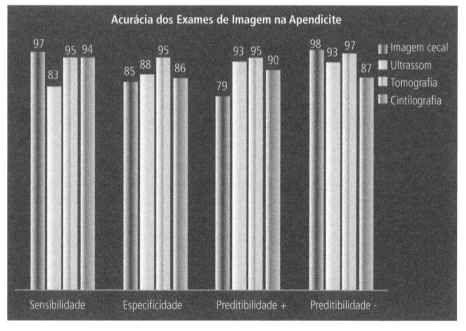

Figura 2

Os valores das colunas são claramente apresentados na parte superior, facilitando a análise comparativa. Todas as colunas estão posicionadas sobre a abscissa, sem nenhum ponto. A linha da ordenada foi removida por ser considerada desnecessária.

6.1.13 Figuras

Os *slides* com figuras são os mais importantes auxiliares das apresentações e são utilizados quando forem pertinentes. As imagens tornam a apresentação menos tensa e permitem uma visão exata do que o palestrante deseja transmitir. Não há limite para o número de diapositivos com figuras, desde que todos estejam relacionados com o assunto e complementarem o que está sendo exposto. Os aspectos mais importantes dos diapositivos com figuras são os seguintes:

- as figuras são nítidas e de tamanho adequado para que todo o público possa ver claramente o que está sendo apresentado;

- se forem utilizadas fotos, elas estão nitidamente focadas e editadas profissionalmente, para evidenciarem o mais importante de cada imagem;

- as imagens podem ser coloridas ou em preto e branco, de acordo com a preferência do apresentador e mostrem com detalhes todas as informações desejadas;

- retirar da imagem tudo que for desnecessário, para manter somente a sua parte importante para a apresentação, evitando que o essencial seja ocultado por detalhes supérfluos;

- a imagem apresentada precisa estar limpa, sem eventuais manchas ou objetos inapropriados que serão suprimidos pela edição cuidadosa da foto;

- os desenhos são todos feitos por profissionais habilidosos e expressam o que se deseja mostrar, de forma nítida e estética, sem a inclusão de detalhes artísticos desnecessários, que tornem o desenho mais bonito, porém menos compreensível;

- evitar imagens "espetaculares" que desviem a atenção da plateia do apresentador e, eventualmente, até do tema exposto;

- não incluir legendas e textos explicativos dentro ou junto da imagem, pois ela será explicada em detalhes, ressaltando o mais importante, pelo apresentador durante a sua exposição;

- ilustrações e filmes que não forem originais do apresentador incluem, em sua parte inferior uma legenda facilmente legível e que referencie a propriedade ou de onde foi copiada, obrigando o apresentador a mencionar essa autoria detalhadamente em todas as imagens que não forem de sua propriedade;

- evitar colocar mais de uma imagem dentro de um diapositivo, a menos que haja comparação entre elas;

- se houver a necessidade da apresentação de uma sequência de imagens para expor a trajetória de um evento, é preferível substituir os diapositivos por um filme curto;

- diapositivos com textos, figuras e filmes podem ser alternados durante a apresentação, de acordo com a necessidade do palestrante.

6.1.14 Temas livres e vídeos livres

Apresentações de temas livres e vídeos livres são formas comuns de compartilhar assuntos menores em eventos científicos, culturais e profissionais. Geralmente, são apresentações breves, com duração de até 10 minutos, seguidas por uma breve discussão com a audiência presente. A maioria dos temas livres e vídeos livres reflete resultados de estudos pessoais ou realizados em equipe, embora também possam ter um viés didático. O formato dessas apresentações é, em grande parte, determinado pelos organizadores dos eventos, porém, há liberdade para que os apresentadores adaptem suas exposições conforme considerarem mais apropriado. Essas apresentações frequentemente ocorrem em espaços menores do evento e para um público mais restrito.

As apresentações são apoiadas por *slides* (temas livres) e vídeos (vídeos livres). Dessa forma, as diretrizes fornecidas anteriormente neste capítulo para a elaboração de *slides* e vídeos em palestras também se aplicam a essas apresentações.

6.1.15 Cartazes

Os cartazes, também denominados painéis, são habitualmente conhecidos pelos e banner. Na parte científica e didática têm sido utilizados principalmente para divulgar trabalhos em eventos como congressos, seminários, simpósios, entre outros. Além disso, são exibidos em corredores de instituições de ensino e pesquisa para destacar os trabalhos realizados por seus membros.

Em geral, os cartazes são feitos de cartolina simples ou plastificada, pendurados em painéis apropriados, divisórias ou fixados em paredes. Mais recentemente, os cartazes têm sido digitalizados e divulgados por meios eletrônicos. Quando o objetivo do cartaz é ser apresentado em um evento, geralmente existem diretrizes para sua produção, incluindo tamanho e formato do conteúdo. No entanto, na ausência de diretrizes específicas, os cartazes podem ser elaborados de acordo com as preferências de seus autores.

A seção superior do cartaz consiste na sua identificação, com o título em letras maiúsculas na linha principal, seguido pelo nome completo de todos os autores nas linhas subsequentes, juntamente com o nome da instituição de origem do trabalho, a cidade e o país. Embora muitos autores incluam emblemas institucionais na identificação, essa prática é considerada incorreta e, em alguns casos, ilegal, como já discutido na seção dos *slides* deste capítulo. O restante do cartaz é destinado à exposição do trabalho realizado, geralmente de natureza científica, embora também possa ser de cunho cultural ou didático.

Ao criar um cartaz, os autores consideram que ele estará em meio a centenas, até milhares de outros cartazes, exigindo um formato que se destaque para garantir a visibilidade. Mesmo que a organização do evento recomende a padronização dos cartazes em um modelo único, existem maneiras de torná-los mais visíveis. Seguem algumas recomendações para a confecção dos cartazes, com suas explicações:

- utilizar letras grandes e muito grandes, em negrito, para que tanto o título quanto o conteúdo sejam chamativos e facilmente lidos, atraindo a atenção do público;

- se for permitido cartaz colorido, utilizar várias cores de tonalidade chamativa que combinem entre si. A cor mais chamativa deve ser utilizada no título escrito com letras muito grandes para atrair o olhar do transeunte, que o lerá e, se for atraente, terá a curiosidade de parar e conhecer o conteúdo do trabalho;

- ao contrário das apresentações orais, que já possuem um público determinado, mas é, em geral, muito pequeno, o grande público que passa pelos cartazes precisa ser continuamente conquistado pelo aspecto do cartaz e pelo autor que permanece ao seu lado;

- o título precisa ser curto, para ser rapidamente lido, e atraente, destacando o que há de mais importante no objetivo ou na conclusão do trabalho;

- o conteúdo é composto principalmente por ilustrações grandes, preferencialmente coloridas, e bem-feitas, distribuídas de forma harmoniosa e esteticamente agradável à visão;

- o texto escrito tem que ser curto e objetivo, enfatizando o mais importante do trabalho, e redigido com letras grandes e coloridas, de fácil leitura e compreensão, pois os detalhes do trabalho e dúvidas que os leitores tiverem serão esclarecidas pelo autor presente ao lado do cartaz;

- os três tópicos principais do texto são o título, os objetivos e as conclusões, destacados com letras maiores e de cor diferente; quanto ao método e resultados, são apresentados por ilustrações com títulos e legendas curtas, escritas com letras grandes e de fácil leitura;

- evitar a inclusão de tabelas, que são substituíveis por gráficos, pois, em um evento, ninguém se interessa em parar e analisar uma tabela;

- não incluir no texto conteúdo desestimulante, como detalhes populacionais, forma de coleta dos dados, cálculos estatísticos, discussão etc. que ocultam o mais relevante;

- referências bibliográficas são incluídas na parte inferior do cartaz e com letra menor, sem destaque, conforme normas do evento ou decisão dos autores, sem deixar de incluí-las dentro do texto, como índice nos locais em que forem pertinentes;

- a inclusão de agradecimentos é obrigatória na parte inferior do cartaz, antes das referências bibliográficas, para ressaltar órgãos de fomento e pessoas que contribuíram para a realização do trabalho e não estão na autoria;

- um dos autores permanece ao lado do seu cartaz para atrair o transeunte e conversar com ele sobre o trabalho realizado, esclarecendo dúvidas e descrevendo aspectos que não foram incluídos no cartaz;

- tendo em vista que o cartaz permanecerá por um longo tempo exposto, os autores podem revezar-se em sua presença ao lado do cartaz, ressaltando que a sua presença é obrigatória nos períodos de intervalo do evento, quando não há palestras ou outras atividades maiores, incluindo o horário de almoço, e, principalmente, quando houver visitas programadas aos cartazes, muitas vezes com a presença de avaliadores;

- o autor posicionado ao lado do cartaz deve possuir cartões de visita com número de telefone e formas de contato eletrônico, para serem distribuídos aos transeuntes interessados em seu trabalho;

- mesmo quando o cartaz é digitalizado e apresentado em monitores durante o evento, as recomendações para a sua redação destacada são válidas, pois quando o leitor faz uma busca, irá deter-se em um cartaz atraente, multicolorido e com um título chamativo;

- todos os cartazes digitalizados precisam conter logo abaixo do nome dos autores, em destaque, com letras grandes, formas de contato telefônico e endereços eletrônicos.

Por outro lado, há participantes de eventos científico-profissionais que levam cartazes com trabalhos realizados por eles, apenas como uma forma de obterem auxílio financeiro para comparecerem a esses eventos. Alguns desses autores utilizam-se dos recursos financeiros para interesses pessoais fora do evento, como passeios turísticos. Os cartazes são apresentados ou, por vezes, apenas fixados nos locais indicados pelos organizadores do evento, mas os autores sequer comparecem ao lado de seus cartazes. Nesses cartazes são transcritos integralmente artigos e monografias, com letras pequenas pretas sobre fundo branco. A probabilidade de alguém parar diante de um cartaz como esse no meio de centenas ou milhares de outros cartazes é muito pequena. Dessa forma, os autores cumprem indignamente a sua obrigação com a instituição de fomento, pois o cartaz é exposto e o certificado de sua apresentação é obtido, mas sem sua presença ao lado do cartaz para atrair transeuntes e conversar com eles sobre o trabalho realizado. Entretanto, se a apresentação de seu cartaz for eletrônica, não há a obrigação de sua presença ao lado dos monitores onde são expostos esses cartazes. Nessa situação, os autores devem fazer um cartaz adequado e atraente, incluindo nele formas de contato, para que sejam procurados pelos interessados em sua pesquisa.

6.1.16 Resumos

A apresentação de temas livres, vídeos livres e cartazes costuma ser feita para um público restrito. No entanto, todos esses trabalhos são documentados em livros ou meios eletrônicos, conhecidos como anais, por meio de seus resumos. Assim, os trabalhos apresentados ganham uma exposição muito mais ampla, já que não apenas os participantes do evento, mas outras pessoas também podem acessar esses anais, não apenas durante o evento, mas enquanto estiverem disponíveis em bancos de dados. Eventos maiores frequentemente publicam seus anais, contendo resumos dos trabalhos, em revistas relevantes, muitas vezes com alto fator de impacto. Nessas circunstâncias, os resumos são integrados em bancos de dados, permitindo o acesso por meio de palavras-chave, proporcionando maior valor aos resumos tanto dos temas livres quanto dos vídeos livres e dos cartazes.

A produção dos resumos segue as diretrizes estabelecidas pelos organizadores do evento, adotando um padrão comum para todos os autores. Em grande parte, o conteúdo dos resumos se assemelha, tanto em formato quanto em extensão, aos resumos de artigos científicos, podendo ser adaptado pelos autores do trabalho científico, cultural ou didático realizado.

Em síntese, o título é escrito em letras maiúsculas na parte superior. Logo abaixo, seguem os nomes completos dos autores, na ordem definida por eles. Em seguida, é mencionada a instituição principal à qual os autores estão afiliados ou onde o trabalho foi conduzido, seguida pela cidade e país de origem. Posteriormente, o resumo completo, estruturado ou não, é apresentado, em conformidade com as normas do evento.

6.1.17 Autoria

Pelo menos um dos autores deve estar presente para apresentar o tema livre ou o vídeo livre, ou permanecer ao lado do cartaz durante sua exposição para um público maior. Esse autor deve vestir-se adequadamente e agir como um palestrante, cumprimentando o público nas sessões dos temas livres e vídeos livres, e cada pessoa que se aproxime do cartaz, convidando-as de maneira cortês para conhecer o trabalho. O autor estará pronto para fornecer informações sobre o trabalho várias vezes, mantendo sempre uma postura gentil.

Quando uma pessoa para em frente a um cartaz, isso estimula outros transeuntes a prestar atenção e a parar também. A cordialidade do apresentador é crucial para despertar o interesse do público, oferecendo a oportunidade de explorar detalhes que não estão presentes nos temas livres, vídeos livres e cartazes. Essa interação torna o trabalho mais distinto e gera discussões, constituindo uma forma eficaz de estabelecer conexões com outros autores e pessoas na mesma área de conhecimento.

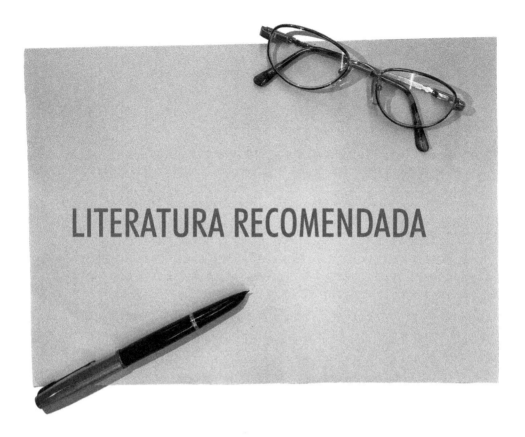

LITERATURA RECOMENDADA

Alexandrov AV, Hennerici MG. How to prepare and deliver a scientific presentation. Cerebrovasc Dis. 2013;35(3):202-8.

Annesley TM. Bring your best to the table. Clin Chem. 2010;56(10):1528-34.

Attard N. Write a Scientific Paper. Early Hum Dev. 2018;123:39-41.

Ayaz S, Masood N. Comparison of researchers' impact indices. PLoS One. 2020;15(5):e0233765.

Azadeh F, Vaez R. The accuracy of references in PhD theses. Health Info Libr J. 2013;30(3):232-40.

Azevedo LF, Canário-Almeida F, Almeida Fonseca J, Costa-Pereira A, Winck JC, Hespanhol V. How to write a scientific paper-writing the methods section. Rev Port Pneumol. 2011;17(5):232-8.

Babalola O, Grant-Kels JM, Parish LC. Ethical dilemmas in journal publication. Clin Dermatol. 2012;30(2):231-6.

Barroga E, Matanguihan GJ. Creating logical flow when writing scientific articles. J Korean Med Sci. 2021;36(40):e275.

Bavdekar SB. Using tables and graphs for reporting data. J Assoc Physicians India. 2015;63(10):59-63.

Bavdekar SB, Vyas S, Anand V. Creating posters for effective scientific communication. J Assoc Physicians India. 2017;65(8):82-8.

Ben Saad H. Scientific medical writing in practice. Tunis Med. 2019;97(3):407-25.

Booth V. Writing a scientific paper. Biochem Soc Trans. 1975;3(1):1-26.

Brown MJ, Kidd IJ. Introduction. Stud Hist Philos Sci. 2016;57:1-8.

Burnett W. Formal presentation at a scientific meeting. Anaesth Intensive Care. 1976;4(4):312-7.

Claxton LD. Scientific authorship. Mutat Res. 2005;589(1):31-45.

Collins S, Gemayel R, Chenette EJ. Avoiding common pitfalls of manuscript and figure preparation. Fed Eur Biochem Soc J. 2017;284(9):1262-6.

Coverdale J, Roberts L, Louie A, Beresin E. Writing the methods. Acad Psychiatry. 2006;30(5):361-4.

Cruse JM. History of medicine. Am J Med Sci. 1999;318(3):171-80.

Cunningham SJ. How to write a thesis. J Orthod. 2004;31(2):144-8.

Curzon ME, Cleaton-Jones PE. Writing scientific papers for publication. Eur Arch Paediatr Dent. 2012;13(1):4-10.

Dewan P, Gupta P. Writing the title, abstract and introduction. Indian Pediatr. 2016;53(3):235-41.

Donnelly JP. A systematic review of concept mapping dissertations. Eval Program Plann. 2017;60:186-193.

Drazen JM, Van Der Weyden MB, Sahni P, Rosenberg J, Marusic A, Laine C et al. Uniform format for disclosure of competing interests in ICMJE journals. Ann Intern Med. 2010;152(2):125-6.

Fish SS. Research ethics in emergency medicine. Emerg Med Clin North Am. 1999;17(2):461-74,

Fleming N. The authorship rows that sour scientific collaborations. Nature. 2021;594(7863):459-62.

Fontanarosa P, Bauchner H, Flanagin A. Authorship and team science. JAMA. 2017;318(24):2433-7.

Gemayel R. How to write a scientific paper. Fed Eur Biochem Soc J. 2016;283(21):3882-5.

Gisbert JP, Chaparro M. How to prepare a research proposal in the health sciences? Gastroenterol Hepatol. 2021;44(10):730-40.

Gomes RD. The theorical-methodological construction of theses and dissertations and their epistemological problems. An Acad Bras Cienc. 2019;91(1):e20171020.

Hess CW, Brückner C, Kaiser T, Mauron A, Wahli W, Wenzel UJ, Salathé M. Authorship in scientific publications. Swiss Med Wkly. 2015;145:w14108.

Kallestinova ED. How to write your first research paper. Yale J Biol Med. 2011;84(3):181-90

Kapur N. How to write your first book. Med Teach. 1989;11(3-4):271-7.

Kelly MJ. Preparation of a Mastership thesis. Ann R Coll Surg Engl. 1981;63(4):286-9.

Klopper H. The qualitative research proposal. Curationis. 2008;31(4):62-72.

Kotsis SV, Chung KC. A guide for writing in the scientific forum. Plast Reconstr Surg. 2010;126(5):1763-71.

Kucharski AJ. Ten simple rules for writing a popular science book. PLoS Comput Biol. 2018;14(2):e1005808.

Lefor AK, Maeno M. Preparing scientific papers, posters, and slides. J Surg Educ. 2016;73(2):286-90.

Levie H, Rodgers JA, Drushel H. Illustrating scientific writing. Tex Rep Biol Med. 1967;25(2):294-304.

Lin YC. Practical approaches to scientific writing. Chin J Physiol. 1989;32(2):59-69.

Lissoni F, Montobbio F. Guest authors or ghost inventors? Inventorship and authorship attribution in academic science. Eval Rev. 2015;39(1):19-45.

Liumbruno GM, Velati C, Pasqualetti P, Franchini M. How to write a scientific manuscript for publication. Blood Transfus. 2013;11(2):217-26.

Makinson KA, Hamby DM, Edwards JA. A review of contemporary methods for the presentation of scientific uncertainty. Health Phys. 2012;103(6):714-31.

Masic I. Ethical aspects and dilemmas of preparing, writing, and publishing of the scientific papers in the biomedical journals. Acta Inform Med. 2012;20(3):141-8.

Masic I, Jankovic SM. Inflated co-authorship introduces bias to current scientometric indices. Med Arch. 2021;75(4):248-255.

Miller JE. Preparing and presenting effective research posters. Health Serv Res. 2007;42(1 Pt 1):311-28.

Moffatt B. Scientific authorship, pluralism, and practice. Account Res. 2018;25(4):199-211.

Morin O, Kelly P, Winters J. Writing, graphic codes, and asynchronous communication. Top Cogn Sci. 2020;12(2):727-43.

Ng KH, Peh WC. Getting to know journal bibliographic databases. Singapore Med J. 2010;51(10):757-60.

O'Connor TR, Holmquist GP. Algorithm for writing a scientific manuscript. Biochem Mol Biol Educ. 2009;37(6):344-8.

Pagonis JF. Successful proposal writing. Am J Occup Ther. 1987;41(3):147-51.

Parks J, Yeh DD. How to lie with statistics and figures. Surg Infect (Larchmt). 2021;22(6):611-619.

Pati D, Lorusso LN. How to write a systematic review of the literature. Health Environ Res Design. 2018;11(1):15-30.

Petroianu A. A pesquisa em Medicina. Medicina. 1992;25(3):327-9.

Petroianu A. Autoria de um trabalho científico. Arq Méd. 1991;11(1):83-4.

Petroianu A. Autoria de um trabalho científico. Rev Assoc Med Bras. 2002;48(1):60-65;292.

Petroianu A. Distribution of authorship in a scientific work. Arq Bras Cir Dig. 2012;25(1):60-4.

Petroianu A. Elaboração do trabalho científico. Méd Moderno. 1985;4(1):63-72.

Petroianu A. Ética Moral e Deontologia Médicas. Rio de Janeiro: Guanabara Koogan, 2000.

Petroianu A. Importance of journals impact factor on authors valuation – Editorial. Clin Case Rep. 2020;3(1):101-4.

Petroianu A. Publicação do trabalho científico. Cienc Cult. 1985;37(3):410-3.

Pierson DJ. How to write an abstract that will be accepted for presentation at a national meeting. Respir Care. 2004;49(10):1206-12.

Ray KS, Zurn P, Dworkin JD, Bassett DS, Resnik DB. Citation bias, diversity, and ethics. Account Res. 2022;18:1-15.

Resta RG, McCarthy Veach P, Charles S, Vogel K, Blase T, Palmer CG. Publishing a master's thesis. J Genet Couns. 2010;19(3):217-27.

Richtig G, Berger M, Lange-Asschenfeldt B, Aberer W, Richtig E. Problems and challenges of predatory journals. J Eur Acad Dermatol Venereol. 2018;32(9):1441-9.

Sandelowski M, Barroso J. Writing the proposal for a qualitative research methodology project. Qual Health Res. 2003;13(6):781-820.

Shahan JB, Kelen GD. Research ethics. Emerg Med Clin North Am. 2006;24(3):657-69.

Singh V, Mayer P. Scientific writing. Biochem Mol Biol Educ. 2014;42(5):405-13.

Singhal S, Kalra BS. Publication ethics. Indian J Gastroenterol. 2021;40(1):65-71.

Sungur MO, Seyhan TÖ. Writing references and using citation management software. Turk J Urol. 2013;39(Suppl 1):25-32.

Tuncel A, Atan A. How to clearly articulate results and construct tables and figures in a scientific paper? Turk J Urol. 2013;39(Suppl 1):16-9.

Waljee JF, Larson BP, Chang KW, Ono S, Holland AL, Haase SC, Chung KC. Developing the art of scientific presentation. J Hand Surg Am. 2012;37(12):2580-8.

Weinstein R. How to write a manuscript for peer review. J Clin Apher. 2020;35(4):358-366.

Winslow EH. Writing for publication. J Healthc Qual. 2008;30(4):12-6.

Wood GJ, Morrison RS. Writing abstracts and developing posters for national meetings. J Palliat Med. 2011;14(3):353-9.

Young J, Bridgeman MB, Hermes-DeSantis ER. Presentation of scientific poster information. Curr Pharm Teach Learn. 2019;11(2):204-10.